医联体引领下的县级医院

运营财务信息精细化管理实务

余秀君　蒋　欣◎主编

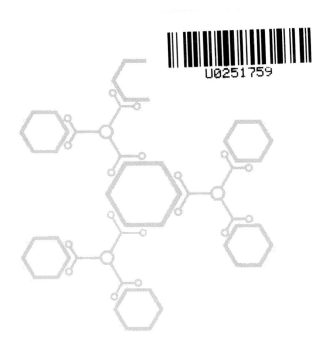

U0251759

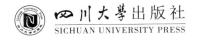

四川大学出版社
SICHUAN UNIVERSITY PRESS

项目策划：许　奕
责任编辑：许　奕
责任校对：张　澄
封面设计：墨创文化
责任印制：王　炜

图书在版编目（CIP）数据

医联体引领下的县级医院运营财务信息精细化管理实
务 / 余秀君，蒋欣主编 . -- 成都 : 四川大学出版社，
2021.7
　　ISBN 978-7-5690-4845-2

　　Ⅰ. ①医… Ⅱ. ①余… ②蒋… Ⅲ. ①县—医院—财
务管理—研究—中国 Ⅳ. ① R197.322

中国版本图书馆 CIP 数据核字（2021）第 145298 号

书　名	医联体引领下的县级医院运营财务信息精细化管理实务
主　编	余秀君　蒋　欣
出　版	四川大学出版社
地　址	成都市一环路南一段 24 号（610065）
发　行	四川大学出版社
书　号	ISBN 978-7-5690-4845-2
印前制作	四川胜翔数码印务设计有限公司
印　刷	成都金龙印务有限责任公司
成品尺寸	148mm×210mm
插　页	1
印　张	8.5
字　数	234 千字
版　次	2021 年 8 月第 1 版
印　次	2021 年 8 月第 1 次印刷
定　价	39.00 元

四川大学出版社
微信公众号

前　言

开展医疗联合体（简称医联体）建设，是深化医药卫生体制改革的重要步骤和制度创新，有利于调整和优化医疗资源结构布局，促进医疗卫生工作重心下移和资源下沉，提升基层服务能力，使医疗资源上下贯通，提升医疗服务体系整体效能，更好地实施分级诊疗和满足群众健康需求。党的十九大报告指出，要实施健康中国战略，深化医药卫生体制改革，全面建立中国特色基本医疗卫生制度、医疗保障制度和优质高效的医疗卫生服务体系，健全现代医院管理制度。人民健康是民族昌盛和国家富强的重要标志，要完善国民健康政策，为人民群众提供全方位、全周期的健康服务。

医院精细化管理是医院发展的永恒主题，有无长效管理机制是医院兴衰的关键！如何加快现代化医院管理进程，提高基层县级医院运营效率和运营效益，保障人民群众健康，满足人民群众就医需求，是各大医院特别是县级医院的管理者应该高度重视的问题。2017年10月，四川大学华西医院同某县级医院开展医联体建设，在四川大学华西医院外派管理团队驻地指导下，以华西医院精细化管理模式为范本，积极探索符合某县级医院自身特色的县域精细化管理模式，创新性地将运营管理部、财务部、信息中心纳入三维一体统一管理，由院长主抓，从事医院专职运营管理的总会计师具体负责，加强领导，统筹部署，密切配合，协调一致，确保医院及科室精细化管理工作正常有序开展。通过近三年半的实践，医院管理模式已初具形态，精细化管理的实施，使得医院综合服务能力大幅提升，助推了医院学科发展，扩大了医院社会影响力。同时，病人满意度明显提升，取得了很好的社会效益和经济效益。

"基于医联体的新冠肺炎疫情防控分级诊疗模式研究与实践"是笔者获得的 2020 年成都市科技局软科学研究项目，立项编号：2020－RK00－00187－ZF。通过不懈努力，笔者将行业及医院运营、财务、信息化管理的相关规章制度与管理心得紧密结合，将运营、财务、信息三个维度的精细化管理实务进行提炼、总结，以图文并茂的形式，编著成书，奉献给医务界同仁！本书包括县级医院科室精细化运营管理、县级医院科室文化建设、县级医院信息化管理、县级医院财务管理四章内容。希望本书对医联体引领下的县级医院管理者、医务人员、行政后勤人员有所启迪，对推动医院健康、规范和可持续发展有所帮助。

由于时间仓促，且许多运营、财务、信息化管理实践来源于自身经验和体会，书中谬误和疏漏在所难免，恳请读者批评指正，也期盼同仁不吝赐教。

目 录

第一章 县级医院科室精细化运营管理

当前，公立医院收支规模不断扩大，医、教、研、防等业务活动，预算资金资产成本管理等经济活动，人、财、物、技术等资源配置活动越加复杂，经济运行压力逐渐加大，亟需坚持公益性方向，加快补齐内部运营管理短板，向精细化运营管理要效益。医院应结合运营目标和精细化运营管理需求，聚焦人、财、物、技等核心资源，聚焦医、教、研、防等核心业务，以资源配置、流程再造、绩效考核为导向，建立健全运营管理制度体系，明确组织机构、职责权限、决策机制、业务规范、运营流程等内容，完善人力资源管理、空间管理、设施设备管理、绩效管理、财务管理、资产管理、风险防控管理、信息化管理等各项制度，有效保障运营管理规范化及高效协同运作，提升运营管理效率和质量。

第一节 医院运营管理概述

运营管理是设计、运行和不断改进生产系统、作业系统及供应链，以创造出具有竞争优势的产品和服务的管理过程，决定着企业将投入转换为产出的效率（Efficiency）和效果（Effective），是企业竞争力的重要决定因素。

医院运营管理是对医院提供医疗服务的直接资源进行有效整合利用，以实现投入－产出效率、效益和效能最优化。医院运营管理更关注日常业务和医疗服务一线的情况，以期做到及时反馈、及时调整。医院运营管理是医院战略（长期）、医院战术（中期）决策的直接体现，越来越受到医院管理者的重视。

精细化运营管理是一种理念，也是一种文化。精细化运营管理是社会分工精细化、服务质量精细化对现代管理的必然要求。现代管理学认为，科学化管理有三个层次的含义：第一个层次是规范化，第二个层次是精细化，第三个层次是个性化。规范化管理是精细化运营管理的前提和保障。精细化运营管理需要拼搏精神，更需要服务、沟通、创新理念作为强有力的支撑。更好地服务于病人及医务人员是第一要素。做到有效沟通和交流是成功的关键因素。将创新理念始终贯穿于服务整个过程，打破传统观念，是实现医院近期、中期及远期目标至关重要的举措。

根据《关于加强公立医院运营管理的指导意见》（国卫财务发〔2020〕27号），在县级医院专职化运营管理人才缺乏的情况下，将国家对精细化运营管理的要求落地落实，对县级医院领导层来说既是挑战也是机遇。近三年半来，某县级医院在四川大学华西医院医联体建设引领下，实实在在开展了县级医院精细化运营管理工作，取得了一些成绩，收获了宝贵经验。下面将与同行逐一分享。

第二节　组建运营管理团队

医院因人才而兴，事业因人才而盛。开展精细化运营管理，首先要组建运营管理团队，培养运营管理专业人才，需要得到医院层面领导班子的大力支持。借鉴四川大学华西医院运营管理模式，笔者团队完善运营管理组织构架，改进管理模式，在原有经管岗位专科经营助理的基础上，增设运营管理岗位专科经营助理，组建了由10人组成的运营管理团队，培养专业化的运营管理者，即专科经营助理。根据医院实际情况，每5~7个科室配置专科经营助理1人，协助医院及科室做好精细化运营管理工作。县级医院专业化运营管理人才缺乏，组建运营管理团队，一定要选好用好有培养潜质的人才，做到优胜劣汰。

一、运营管理部专科经营助理职业素养要求

德：具备较高的职业道德和职业素养，服从科室工作安排，工作态度严谨，责任心强，临床服务意识强，心理素质好，心身健康，对医院重要数据等资料承担保密责任。

能：全日制大学本科及以上学历，具有管理、财务、经济、医学等相关专业知识，熟悉常用管理工具和方法，逻辑分析能力较强，具备团队意识，有较强的学习能力、服务能力、沟通能力和执行力，工作有计划、有步骤、有效率，能保质保量完成各项工作及上级领导安排的其他任务。

勤：严格遵守劳动纪律，不迟到、不早退、不旷工，以积极主动、一丝不苟的态度对待每一项工作。

绩：认真履行工作职责，工作有计划性、前瞻性和创新性，能充分利用主观能动性去发现问题、分析问题和解决问题，优质高效地完成各项工作任务。

廉：遵守国家法律法规和医院各项规章制度，廉洁奉公，严格自律，严守政治纪律，无任何违规违纪行为。

二、运营管理部主任职业素养要求

德：具备较高的职业道德和职业素养，服从医院安排，工作态度严谨，责任心强，临床服务意识强，心身健康，对医院重要数据等资料承担保密责任。接受并能积极推行四川大学华西医院精细化运营管理理念，支持并积极配合医联体建设工作。

能：全日制大学本科及以上学历，中级及以上职称，具有财务、经济、管理、医学等相关专业知识，熟悉常用管理工具和方法，逻辑分析能力较强，有较强的组织管理能力、服务能力、沟通协调能力、创新能力和执行力，确保科室各项工作有序推进，能为医院决策层提供可供参考的意见和建议。

勤：严格遵守劳动纪律，不迟到、不早退、不旷工，以积极上进、一丝不苟的态度对待每一项工作。

绩：认真履行工作职责，工作有计划性和前瞻性，结合医院实际情况和科室特点制订科室发展计划，推动科室工作持续改进和不断创新。同时，做好上传下达工作，保证医院各项政策措施在科室得到有效贯彻与执行。

廉：有较高的政治素养，遵守国家法律法规和医院各项规章制度，廉洁奉公，严格自律，严守政治纪律，无任何违规违纪行为。

第三节　运营管理部岗位职责

一、运营管理部主任岗位职责

运营管理部主任作为部门的"领头羊"，在医院党委和分管院领导的领导下，全面负责运营管理部工作。在医院总体发展战略及目标的指导下，做好绩效方案测算、拟定、核算、跟踪、评估和反馈工作，定期对全院各科室收支及绩效分配情况进行分析，为持续优化医院绩效体系、建立高效激励机制提供支撑。定期对临床医技科室运营情况进行专题分析和反馈，对科室人力、材料、药品、工作量等开展横向和纵向分析评估，为院科两级精细化运营管理提供决策参考依据。及时发现院科两级在运营过程中出现的问题并提出合理化建议或改进方案，持续优化流程，在院科两级间建立良好的信息交流、沟通与反馈机制，以项目制方式推动运营创新。组织运营管理部协助各职能部门开展人力、设备、空间等资源配置方面的评估工作。严格履行保密职责，遵守医院各项规章制度。完成医院及领导交办的其他工作。

二、经管岗位专科经营助理岗位职责

（一）在医院确定的绩效分配原则和分配方案框架下，按时收集、整理、核对相关基础数据，完成科室绩效核算与分配。

（二）在医院总体发展战略及目标的指导下，在运营管理部主任的领导下，积极主动做好绩效方案事前测算、事中跟踪监测和事后评估工作，为医院各项绩效决策提供客观、真实的数据支撑。

（三）收集并整理绩效方案运行中科室人员提出的疑问、意见及建议，进行及时有效的沟通。

（四）严格履行保密职责，遵守医院各项规章制度。服从工作安排，完成上级领导交办的其他工作。

三、运营管理岗位专科经营助理岗位职责

（一）作为各科、各职能部门工作的延伸者和执行者，在临床科室负责人和部门负责人的指导下，把医院宏观发展与科室发展有机结合，主动进行科室之间的协调、交流和互动。

（二）协助临床科室负责人进行科室日常管理，促使医院各种政令及工作布置在科室得到充分贯彻实施。

（三）按时完成科室运营管理各项相关常规工作，包括科室基本资料维护更新、主要医疗效率指标报表整理分析、反映科室运营情况相关指标整理分析、10 万元以上及特殊设备使用情况分析等，并逐渐加强临床科室经营损益情况分析，及时与经管岗位专科经营助理就科室业务情况、损益情况和管理情况进行沟通讨论，协助经管岗位专科经营助理完成科室绩效考核工作调研和效果评价工作。

（四）按时完成临床及医技科室人力、设备、空间、床位等资源配置的评估及论证。

（五）全面熟悉科室运营状况，充分运用各种沟通技巧，及时收集、整理并汇报科室运行中的各项信息，深入调研科室在运营过程中需要沟通、协调的问题，分析原因，必要时形成专题调研报告提交相关部门。

（六）积极参与部门以项目制形式推进的各项工作，及时有效地进行项目资料收集、整理、分析并推进实施。

（七）及时完成各项由部门指定的相对固定的专项工作，撰写报告，提交部门主任或指定负责人审核。

（八）严格履行保密职责，遵守劳动纪律，服从工作安排，完成医院及领导临时交办的各项事宜。

对于运营管理部的专科经营助理，不论是运营管理岗位专科经营助理，还是经管岗位专科经营助理，其工作内容是相辅相成的。他们既要熟练掌握运营管理岗位的工作内容，也要熟悉经管岗位的工作内容。可以根据医院的实际情况，进行运营管理岗位和经管岗位的轮岗培训，培养复合型运营管理人才。

第四节　运营管理岗位专科经营助理临床科室工作内容

一、科室基本资料的收集、整理及更新

依托运营管理岗位专科经营助理收集、整理及更新科室基本资料，进行科室精细化运营管理，做到有理可依、有据可循。需要收集的资料根据医院实际情况而定，主要有以下内容：

（一）科室基本情况。

1. 科室组织结构图。

2. 科室各级各类人员基本资料。

3. 病房核定床位数、构成情况、科室亚专业分组情况。

4. 科室主要开展的检查治疗项目相关信息。

5. 科室设备仪器基本信息。

6. 其他资料。

以上内容均需填写电子版，并打印纸质版留存。当月若有变

化，需及时填报并更新纸质版资料。

（二）报表数据。

报表数据资料源于信息中心、病案科等，是医院认可并采用的数据资料。经运营管理部专人收集、整理后，每月 12 日之前提交给运营管理部主任及各专科经营助理，以便对全院及各科室的运营情况进行分析。报表数据明细包含以下资料：

1. 每月科室开单收入明细表，源于信息中心。

2. 每月科室承担收入明细表，源于信息中心。

3. 每月科室出院明细表，源于信息中心。

4. 每月科室住院手术分级明细表，源于病案科和信息中心。

5. 每月科室入院出院动态报表，源于信息中心。

6. 每月门诊、住院病人来源，源于信息中心。

7. 每月各科室门急诊挂号明细表，源于信息中心。

8. 每月医院门急诊工作量及医技科室工作量报表，源于病案科，每月由运营管理部安排专人收集、整理、汇总。

9. 每月各科室手术台数（含住院手术室手术、门诊手术室手术、介入手术等），源于病案科和信息中心。

10. 其他资料。

二、科室经营情况及分析

通过以上客观数据，运营管理岗位专科经营助理每月客观分析医院及科室整体运营情况，针对运营中出现的异常情况，进行深入研判，提出意见和建议，并呈给分管副院长及科室主任，作为医院及科室下一步开展工作可供参考的依据。

（一）损益情况。

1. 运营管理岗位专科经营助理定期与经管岗位专科经营助理沟通科室运营情况，及时反馈科室运行中的问题，以协助科室提高运营效率。

2. 根据经管岗位专科经营助理在绩效考核中发现的问题，运营管理岗位专科经营助理对科室经管相关情况进行专项调研及分析，以提高运营管理效率。

3. 根据科室损益表提供的信息，运营管理岗位专科经营助理分析科室运营情况并提出合理化建议。

（二）科室各亚专业组出院病人情况及医疗服务指标完成情况。

1. 根据出院病人住院信息及费用明细表，统计分析科室各亚专业组每月出院病人情况（包括出院病人数、平均住院日、术前平均等待天数、平均每病人费用、平均每病人药费、平均每病人材料费，以及出院病人药费占比、材料费占比、日均费用等）、各亚专业组医疗服务指标完成情况。

2. 运营管理岗位专科经营助理每月将所负责科室的上述情况及指标以报表形式送交科室主任 1 份，协助科室主任加强医疗质量及运营效率管理。

（三）科室主要仪器设备使用情况。

1. 熟悉科室主要医疗仪器设备的数量、提供的服务项目、收费标准等，了解并分析设备动用率及收入情况，重点追踪新购设备及已购而动用率低的设备运营情况。

2. 每季度完成所负责科室 10 万元以上及特殊设备动用率分析，并提交纸质版资料给科室主任，以协助科室加强设备使用管理。

3. 每季度设备动用率分析报告由运营管理部提交院长办公会进行汇报。

（四）医生工作量统计及分析。

1. 根据门诊挂号明细统计分析每月医生看诊情况，包含诊次数、门急诊人数、每诊人次数等。

2. 根据出院病人信息统计分析医生工作量及运营效率相关指标。

三、协助科室进行成本控制

（一）协助科室加强各类物资领用管理，关注科室每月办公用品及医用耗材领用情况，协助科室针对具体领用数据进行分析，对明显异常的领用情况进行原因追踪及调查。

（二）对科室提出的设备购买申请进行相应的调查评估，并完成分析报告，内容包括科室目前有的类似设备及数量、服务项目、收费标准、配套空间、设施及人员要求等，或进行投资效益评估及单项成本分析（10万元以上的仪器设备及其服务项目需进行），协助医院做好科室设备资源的合理配置。

（三）对科室提出的新进人员申请进行相应的情况调查，完成调查报告，协助医院做好科室人力资源的合理配置。

（四）对科室提出的其他需求进行相应的情况调查，完成调查报告。

四、协助科室完成医院下达的各种任务及科室安排的临时任务

（一）负责完成三级公立医院绩效考核的组织安排及上报等工作，确保数据上报及时、准确。

（二）协助各种专项检查迎检前的准备工作。

（三）协助科室按医院统一要求建立各种规范化管理制度。

（四）完成其他工作等。

五、相关附表

（一）运营管理岗位专科经营助理工作内容及相关要求见表 1.1。

表 1.1　运营管理岗位专科经营助理工作内容及相关要求

工作内容	资料名称	提交对象	报告/更新频率	时效要求	备注
科室基本情况相关资料的整理、更新	科室组织结构图	纸质版及电子版，部门存档	有变化时	变化后1周内及时更新	助理到相关部门收集并核实资料
	科室人力基本情况				
	科室特殊检查治疗项目				
	科室人事资料信息				
	科室固定资产信息				
	床位及亚专业情况				
科室医疗业务数据的整理、更新	科室医疗服务效率指标	电子版及全年纸质版，部门存档	每月	—	每月10日前更新上月数据
	每月门急诊挂号明细及门诊、住院、急诊收入明细	电子版部门存档		—	每月5日前专人到信息中心拷贝数据
	出院病人住院信息及费用明细	电子版部门存档		—	每月5日前专人到信息中心拷贝数据

续表1.1

工作内容	资料名称	提交对象	报告/更新频率	时效要求	备注
科室耗材领用分析	科室耗材领用明细	电子版部门存档	每月	必要时给科室提交相应耗材领用分析报告	每月15日前收集数据，发现明显异常时追踪原因
亚专业医疗服务指标完成情况分析	科室各亚专业组出院病人信息分析表	科室主任	每月	每月15日前提交上月分析表	电子版、纸质版，部门存档
科室设备使用情况分析	科室主要医疗设备使用情况分析表	科室主任	每季度	每季度第一个月15日前提交上季度分析表	电子版、纸质版，部门存档
设备购买评估	科室设备购进调查报告（或投资效益评估）	分管副院长	收到医院同意评估的批复指示后	收到医院批复指示后10日内	—
人力评估	科室进人申请调查报告	分管副院长	收到医院同意评估的批复指示后	收到医院批复指示后1周内	—
空间及床位调整评估	科室空间调整调查报告、科室床位变更审批表	分管副院长	收到医院同意评估的批复指示后	收到医院批复指示后1周内	—

备注：除已明确需递交科室的资料，其余资料在送出部门前需经科室主任及分管副院长审核同意。

（二）运营管理部各类工作表格模版。

1. 科室组织结构图见图 1.1。

×× 治疗中心组织结构图

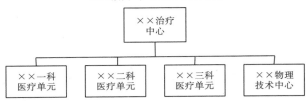

职系	岗位	类别	人数				小计
医生	中心主任						
	中心书记						
	科主任						
	指导教授						
	医疗组长						
	住院医师物理师	在职					
		聘用					
其他	登记接待	在职					
		聘用					
合计							

图 1.1 科室组织结构图

2. 科室核定床位数、构成情况见图 1.2。

××中心各病房床位数、构成情况

项目	病房	双人间	三人间	六人间	七人间	八人间	小计	合计
数量（间）	一	1	5	18	1	1	26	89
	二	1	5	18	1	1	26	
	三	1	5	18	1	0	25	
	综合	1	2	8	0	0	11	
	日间	0	0	0	0	0	1	
数量（床）	一	2	15	108	7	8	140	519
	二	2	15	108	7	8	140	
	三	2	15	108	7	8	140	
	综合	2	6	48	0	0	56	
	日间	0	0	0	0	0	43	
收费标准（元/床日）		150	50	39	39	39		
基本配置		床、床旁桌、床旁椅、衣物柜、卫生间、热水器、电视机、饮水机	床、床旁桌、床旁椅、衣物柜、卫生间					

图1.2　科室核定床位数、构成情况

3. 科室亚专业情况见表1.2。

表1.2　科室亚专业情况

亚专业名称	管床医生	分管床位

4. 科室特殊检查治疗项目见表1.3。

表 1.3 科室特殊检查治疗项目

医嘱名称	收费项目名称	计价单位	单价	次数

5. 科室人员基本信息（含医生、护理人员、技术人员、辅助人员等）见表1.4。

表 1.4 科室人员基本信息

姓名	性别	年龄	学历	学位	参加工作时间	来院时间	职系	最高职称	取得职称时间	岗位	备注

6. 科室固定资产清单见表1.5。

表 1.5 科室固定资产清单

固定资产名称	数量	存放地点	备注

7. 科室业务指标一览表见表1.6。

表 1.6 科室业务指标一览表

月份	1	2	3	4	5	6	7	8	9	10	11	12	合计
出院人数													
平均住院日													
手术人次													
平均术前等待天数													
门急诊人次													
开诊数													

月份	1	2	3	4	5	6	7	8	9	10	11	12	合计
每诊人次数													
特殊检查治疗人次													

8. 科室各亚专业组主要业务指标见表1.7。

表1.7　科室各亚专业组主要业务指标

亚专业组	医生	出院人次	出院者平均住院日	手术台次	平均术前等待天数	平均每病人费用	平均每病人药费	平均每病人材料费	药费占比	材料费占比

第五节　运营管理部专科经营助理工作规范

　　运营管理部专科经营助理作为医院专职运营管理者，应严格遵守医院各项规章制度，积极创新，起表率作用，遵守以下工作规范。

一、日常行为规范

　　（一）遵守医院各项规章制度，服从部门及科室安排。

　　（二）严格遵守劳动纪律，不迟到、不早退、不旷工。下班时整理好办公室后离开，注意防火防盗。

　　（三）求真务实，工作有计划、有步骤，积极主动，敢于担当，勇于负责，具有创新意识。

（四）上班时间不串岗聊天和在工作区内大声喧哗，不得擅自离开工作岗位。

（五）上班时间不阅读与工作无关的书报杂志，不在网上进行与工作无关的活动。

（六）工作时间不打非业务电话，接非业务电话时应尽量缩短时间。

（七）外出办事不邀邀约约，快去快回。

（八）开会期间手机调为震动，不从事与会议无关的活动，如剪指甲、交头接耳等。

（九）履行对医院重要信息的保密义务，不得将医院信息、资料等泄露给他人。

（十）不得将科室资料、设备、器材挪作私用。

（十一）不与医药代表进行业务交往。

（十二）随时注意保持周边环境卫生清洁，不随地吐痰，不乱扔纸屑烟蒂，不乱涂乱画。

（十三）节约用水、用电，节约使用办公用品。

二、仪表规范

（一）上班时间衣着大方得体，整洁干净。头发整齐清爽，不染夸张颜色，不戴夸张饰物，不戴有色眼镜。

（二）男职工修饰得当，头发长不覆额、侧不掩耳、后不触领，嘴上不留胡须，禁止穿拖鞋、背心、短裤上班。

（三）女职工修饰大方得体，不浓妆艳抹，不单穿吊带衫上班。

（四）到科室必须佩带工作牌。工作牌如有遗失，应尽快申请补办。

三、部门工作规范

（一）接到文件、通知后，应合理安排时间，及时处理，避免因拖延对工作产生不良影响。

（二）外出办事所带文件等资料，用文件袋装好，以免遗失、污损。

（三）离开办公室外出办事，应说明外出办事去处、大致起止时间。

（四）上班即开电脑，注意接收邮件及部门信息，不在电脑上做与工作无关的事情。

（五）随时保持通信畅通。

（六）做好办公室电脑日常维护和管理工作，注意信息载体存放安全，防止丢失或失效。

（七）做好文档管理，文件应分类，以便查阅。

（八）随时保持办公区整洁，工作台面、文件柜整洁有序。

（九）在会议辅助工作中，能按要求细心周全地做好会议筹备工作，整理好会议纪要。

（十）如遇特殊情况，不能完成工作，要及时报告科室主任，请求指示。

（十一）做好日常工作日志，记录每日重要工作内容、电话记录等，以备查询回顾。

（十二）定期清理办公场所，保持工作桌面整洁干净。

（十三）具有团队意识，维护集体荣誉，能妥善处理好部门之间的关系。

四、微信群、QQ群使用规范

（一）所有助理加入部门微信群、QQ群组。

（二）部门微信群、QQ群组的昵称使用真实姓名。

（三）科室通知在群组发布，及时浏览群组，以便及时收到信息。

（四）收到信息后务必及时回复，以便发布者了解信息是否送达，避免不必要的电话联系，影响工作效率。

（五）工作问题可在群内进行交流，以便互通有无、互相提醒。

第六节　基于运营管理理念的医管分工协作模式构建

某县级医院为国家三级乙等综合医院，于2017年与四川大学华西医院启动深化办医合作，2019年医院位居艾力彼县级医院全国第279名，在市级地区率先挺进300强。医院以品管圈形式，从2017年11月开始，着手启动"基于运营管理理念的医管分工协作模式构建"项目。医院的圈辅导员来自上级医联体单位四川大学华西医院派驻医院的管理团队，圈员共10人，同时确定圈名为专助圈并设计圈徽，见图1.3。

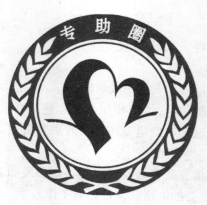

图1.3 品管圈圈徽

图1.3中，红色爱心表达热情和朝气，同时也象征"专（Z）""助（Z）"二字，是专科经营助理的简称。"橄榄枝"象征着和平与幸福。圈徽的含义：圈员在开展各个项目的过程中，满怀爱心和温暖，始终秉承为病人、医务人员和医院服务的理念。

确定圈组活动主题，以"可行性、必要性、医院重视度"为评价指标，由圈员投票，最终选择了"基于运营管理理念的医管分工协作模式构建"作为活动主题。同时针对选定主题进行QCstory判定，最终确定品管圈主题为课题达成型。

医院运营管理是指对医院有效资源进行最优化整合利用，医管分工协作是指围绕分工和协作建立医疗和行政并行的组织结构。在国家政策指导下，医院落实建立健全现代医院管理制度的政策。在发展过程中，笔者团队发现医院内部存在管理结构老化、部门间协作差等问题，支付方式改革、医联体及医共体建设等外部因素也给医院现有粗放式管理模式带来挑战。医院在创新建立"党建＋"工作模式的基础上，应重视运营管理工作。

通过实践调研，笔者团队发现周边26家三乙医院中，仅有7家医院设置了运营管理部，而运营管理工作以绩效管理为主，缺乏科室运营管理内容。为完善运营管理构架，笔者团队依托医联体优势，借鉴四川大学华西医院的先进运营管理理念，结合县级医院实际，踏上了探索基于运营管理理念的医管分工协作模式构建之路。

医管分工协作模式的建立，对病人而言，将医生"还"给病人，有效保障病人的医疗安全，提高病人满意度；对医务人员而言，减轻工作负担，使其有更多时间专注于医疗专业工作；对医院而言，在满足社会医疗服务需求的前提下，提高各项资源使用效率和效益，努力提高单位时间服务效率，降低单位成本，增收节支。为确保该项目有计划地持续开展，笔者团队制订了品管圈活动计划甘特图，见图1.4。

项目	目标	事项	2017年 10月	2017年 11月	2017年 12月	2018年 1月	2月	3月	4月	5月	6月	7月	8月	9月	10月	11月	12月	2019年 1月	2月	3月	4月	5月	6月	7月	8月	9月	10月	11月	12月	2020年 1月	2月	3月	4月	负责人
基于医联体的精细化运营管理实践	精细化数据管理	数据库建设																																	运营、财务、信息
	精细化网络反馈绩效机制	财务、信息、运营院一管；定期召开各级会议，畅联运营有晌零																																运营
	精细化绩效管理	深入调查，多方研判；流程改育，畅畅路径；晚宏专核，彩氟价值；驾欲化态，PDCA																																终管
	精细化医疗资源配置管理	成立图障管管委员会；深入调研，统筹规划；临床流程；事前评估、事中反馈、事后监测																																运营
	精细化流程优化管理	优化医院内外流程，促进分级诊疗																																运营

图 1.4 品管圈活动计划甘特图

　　按照品管圈活动计划甘特图，笔者团队随即开展了课题明确化工作，针对现存问题进行问卷调研和实地调查，发现全院干部职工对于医院运营管理这一理念不了解、不熟悉，科室主任、护士长奔波于繁杂的行政管理工作，医疗工作时间大大缩减。

　　通过对"可行性、强弱势比、客户期望值"进行圈组评分，笔者团队选择"提升运营管理理念知晓率、专业管理团队专责科室管理"作为攻坚点。品管圈着力于提升运营管理理念知晓率，在运营管理理念的基础上进行医管分工协作模式探讨，让科室主任能有更多时间专注于学科建设等专业工作。

　　在方案拟定过程中，笔者团队从"可行性、迫切性、重要性"三个维度综合考察，针对两个攻坚点选定团队组建、引进来、走出去、试点先行、专科经营助理分管科室、建立设备资源全生命周期管理六个方案。接下来进行了最适方案研究，在完成障碍判定后，圈员通过讨论提出相应对策，并拟定最佳方案，着手实施。

　　针对"提升运营管理理念知晓率"，某县级医院主要采取以下对策：①对策一，团队组建。由四川大学华西医院外派管理团队中拥有丰富运营管理经验的总会计师分管运营管理部，深耕医院精细化运营管理。医院运营管理团队为经管和运营管理双体系，并将运营管理部、财务部、信息中心纳入三位一体管理模式。运营管理部成员共 10 人，具有多学科背景，其中运营管理部主任为西南财经大学硕士研究生学历，致力于医院精细化运营管理工作 7 年。运营管理部是隶属于医院、服务于科室的枢纽式团队，由四川大学华西医院外派院长亲自主抓，由四川大学华西医院外派的总会计师具体负责，对专科经营助理实行一对一带教管理。②对策二，引进来。借助四川大学华西医院的优质资源，通过"引进来"方式，邀请四川大学华西医院管理专家来院授课，开展华西大讲堂 99 场，共计 3631 人次参加培训，将华西的精神、文化、力量传递到基层，使其扎根于基层，服务于群众；开展管理干部培训班 160 学时，全院各科室骨干（包含专科经营助理）参加相关理论实践课程。③对策三，走出去。分批次、有计划地选送运营管理部专科经营助理到四川大学华西医院管理研究所举办的专科经营助理特训班及人事绩效班进行专题培训，深入学习实践经验，并带头在本院内传播先进运营管理理念。方案实施后，医院干部职工对医院运营管理理念有了更加深入的了解，知晓率由 35％提升至 87％。

针对"专业管理团队专责科室管理"，某县级医院主要采取以下对策：①对策一，以外三科、外四科和五官科作为试点，先行开展运营管理工作，以病人诊疗全过程为中心，针对科室情况进行运营数据分析，在信息系统的支撑下，运营数据由运营管理部审核把关、统一管理，确保数据真实性；深入临床，了解科室情况，制作统一运营分析模板。②对策二，在前期试点成功以后，于 2019 年 5 月开始，将专科经营助理分配至临床和医技科室全面开展运营管理工作，每个助理负责 5～7 个科室，在完成日常运营分析的同时，以项目制工作为抓手，整理并公示每日床位使用率、每日医技科室工作量情况、每日科室手术台次情况，制作全院运营简报等，完成二十多个专项工作，推动精细化运营管理工作按照医院总体部署加快实施。③对策三，进行设备申购前评估。2018 年 1 月至今，完成设备采购评估论证报告 162 份，保障申购有理有据，为医院节约成本约 1074 万元。④对策四，设备购回后进行动用率监测。从 2019 年 1 月开始，运营管理部每季度对 10 万元及以上或特殊设备进行设备动用率情况分析，同时与设备使用不好的科室讨论改善途径，持续监测使用情况。设备使用情况在院长办公会上汇报，并作为下一年度设备申购的参考依据。

项目开展以来，共完成设备运营分析 129 份。通过采取一系列举措，每年申购设备金额被控制在 3000 万元预算内，保障了医院预算资金的合理配置，在评估全院 10 万元以上设备动用率时，仅有 5.43％的设备动用率不饱和，科室运营管理工作成绩凸显。

同时，针对设备资源全生命周期管理归纳了五个抓手：根据现况进行年度预算并严格按照预算购买设备，深入调研医院实际情况并进行统筹规划，通过梳理流程进行事前评估，事中沟通并持续跟进，事后监测并进行动态调整。

项目的实施使得临床管理者用于行政管理工作的时间缩减 17％，专科经营助理帮助科室主任、护士长分担科室基础运营管理工作，使科室主任、护士长专注于医疗专业工作上的时间增加，致力于科室新技术、新项目的发展。在医管分工协作的基础上，学科建设再上新台阶。医院现有省级重点专科 5 个，市级重点专科 7 个。2020 年开展新技术、新项目共计 50 项，共发表论文 241 篇，其中 SCI 论文 5 篇，创历史新高。

项目实施以来成果显著。医院由原来的层级式管理构架转换为现在的网络式组织构架，畅通了科室和行政部门之间的沟通渠道。运营管理部 2018 年至 2020 年发表核心期刊论文 3 篇，出版管理类专著 2 部，承担管理类科研项目 2 项。此外，运营管理团队的工作得到了管理专家的认可，相继荣获由国家卫健委等多部门举办的全国的、西南片区的、省级的包含个人和团体的运营管理比赛奖项合计 22 项。吸引了多家省内外兄弟单位来院交流探讨，使得医院的行业影响力大幅提升，受到四川日报等多家主流媒体的持续关注。

品管圈活动实践不仅为医院带来了新的管理思路，也提升了圈员的个人能力，医院与个人相互成就，运营管理部专科经营助理的未来会越来越好。

在项目实施过程中，圈员总结实践经验，针对科室常态化工作制定标准内容，采用设备全生命周期管理方法，采用过程决策程序图法（PDPC），同时还制定了标准的设备申购流程。这样不仅为工作开展提供了标准化支撑，也为未来项目实施提供了技术指导。

在圈员的不懈努力下，基于运营管理理念的医管分工协作模式于 2020 年 6 月基本完成。回顾过往，该项目实践还有进步空间，未来医院将继续推进运营管理工作的精细化，将科室主任从烦琐的管理工作中解脱出来，将医生真正"还"给病人，实现进一步的医管分工协作，打造更加精细化运营管理的县级医院。

基于运营管理理念的医管分工协作模式构建项目于 2019 年 8 月 17 日荣获四川省品管圈大赛一等奖，2020 年 9 月 6 日荣获四川省品管圈大赛二等奖，2020 年 12 月 19 日荣获第八届全国医院品管圈大赛－课题研究型专场的优秀奖。

第七节　医院绩效管理实务

绩效管理（Performance Management）是一种涉及经营运作各个层面，直接或间接影响成本、质量、经济效益指标的管理机制。在进行绩效管理工作时，"Performance"应理解为具体的行为过程，以及这些行为所产生的结果。

一、医院绩效管理的概念及特点

绩效管理，是指各级管理者和职工为达到组织目标，共同参与绩效计划制订、绩效辅导沟通、绩效考核评价、绩效结果应用、绩效目标提升的持续循环过程。对于公立医院而言，绩效管理是战略目标的进一步分解，医院通过绩效考核、评估、反馈等，将结果应用到日常医疗业务管理中，从而提高医务人员工作的积极性，并最终推动医院可持续发展。

医院绩效管理的特点可归纳为以下三个方面：一是战略性，即绩效管理与医院的经营宗旨、发展战略、组织结构、年度计划等密切关联。绩效管理不等于单纯的医务人员收入变化，做好医院绩效管理需要从医疗技术、资源配置、流程管理、人才建设等多方面逐步改进，以实现医院整体绩效提升的目标。二是平衡性，众所周知，医生是医院的核心生产力，但是医院还同时存在着大量的护理、医技、行政后勤人员，这就要求在设计绩效管理体系的时候，不仅要注重临床科室之间的平衡，而且要关注临床科室医护之间、医护与医技及行政后勤之间的平衡，保证各个职系、各个条线都有足够的动力去实现医院绩效目标。三是灵活性，公立医院作为非营利性公益组织，在新医药卫生体制改革大背景下，如果为提高运行效率而将以营利为目标的企业绩效管理工具生搬硬套地应用到医院管理中，很可能导致医院过度关注经济效益而丧失社会效益，故而医院绩效管理要注重社会伦理，灵活借鉴成熟的绩效管理工具，实现经济性与公益性的有机结合。

二、医院精细化绩效管理的必要性

绩效管理不仅是对医务人员所创造价值进行考核评估的标尺，而且是医院发展中不可或缺的一根指挥棒。实践表明，只有当医院建立起科学合理的绩效管理体系时，医院才能高效运行。近年来，国家逐步推行 DGRs（Diagnosis Related Groups）医保付费和基于大数据的 DIP（Diagnosis Intervention Packet）分值付费改革，标志着医院进行精细化绩效管理的时代已到来。精细化绩效管理对于医院而言，是一种管理思想，更是一种管理实践，是医院在未来赢得竞争优势的关键。

（一）精细化绩效管理是推动医院高质量发展的重要管理工具。

医院高质量发展离不开优质的运营管理，绩效管理作为运营管理工作的重要一环，走精细化路线是必须且必要的。精细化绩效管理对每个环节进行有效的考核、评估以及持续改进，使得医院职工的行为得到有效激励，从而实现个人与医院目标的共同发展。

（二）精细化绩效管理是医院应对医保付费制度改革的重要手段。

随着国家新医药卫生体制改革政策的纵深推进，在药品、耗材零加成给公立医院带来巨大冲击的同时，新的医保付费制度也已开始在全国多地实施，公立医院将在未来面临极大的竞争和挑战。公益性不可弃，运行效率要提高，过去粗放型绩效管理模式已逐渐遭遇瓶颈并呈现出弊端。医院只有通过精细化绩效管理，开展有效的成本核算与控制，才能提高医院运行效率，为医院在竞争中争得一席之地。

（三）精细化绩效管理是强化医院内部建设的有效途径。

相较于结果，绩效管理更加关注结果产生的过程，因此，沟通是医院绩效管理过程中的关键环节。通过与职工进行有效沟通，不仅能通过评价与反馈机制不断完善医院绩效体系，还有利于保持医院管理者与职工之间的良性互动关系，增强医院凝聚力，助推医院内部管理水平的提升，为医院现代化发展奠定基础。

三、某县级医院绩效管理体系

某县级医院绩效管理体系的核心是 2013 年绩效改革形成的绩效方案。该方案与当时的国家政策环境、医院发展水平是相适应的。该方案运行以来，通过绩效激励手段极大地激发了职工的积极性，医院发展驶入快车道。2017 年该县级医院成为四川大学华西医院的紧密型医联体单位之后，更是迎来了新的契机，为支撑医院的发展战略，在原有绩效体系框架上，医院对不再适应新形势的某些方案内容进行了修订、调整和完善，使绩效杠杆作用得以充分体现。

（一）总体原则。

以医院实际运营状况为基础，以临床医疗为核心，分职系建立可量化、可考核的绩效指标体系，以效率、质量指标为主，效益、成本指标为辅，体现效率、风险、负荷、质量，多劳多得、优劳优酬，实现相对公平，树立以临床医生为核心的价值体系。

（二）绩效管理相关制度。

为完善医院绩效管理，根据医院发展要求，结合医院实际，制定了医院绩效管理相关制度。

1. 持续改进内部收入分配制度。

为体现医院内部收入分配的公平、公正，充分调动全院干部、职工的积极性，实现内部收入分配的动态持续改进，特制定持续改进内部收入分配制度。

（1）为保证绩效方案更好地服务于医院发展战略，运营管理部在绩效管理与绩效方案运行中，对发现的问题及时进行调研与分析，为院部相关决策提供依据。

（2）科室对现行绩效方案有调整需求的，应提出书面申请。运营管理部收到申请后按照相关规定及时处理，保证医院绩效沟通与反馈机制有效运行。

（3）医院职能部门每月对科室进行各项考核，运营管理部根据考核结果按规定对科室进行奖惩，达到以考核促发展，提升科室医疗技术和管理水平的目标。

（4）当国家政策或收费标准等发生明显变化时，绩效方案经院部讨论后可根据实际情况做适应性调整。

（5）医院整体绩效方案因外部或内部原因需要进行重大调整和变更的，由运营管理部在充分调研、测算和论证的基础上草拟初稿，分管院领导审核后，提报院长办公会和党委会讨论、审定，再提交职工代表大会讨论，职工代表大会通过后报卫生行政主管部门备案。

2. 绩效工资管理制度。

为充分调动医院工作人员的积极性，激发广大职工的潜力，激励职工做好本职工作，为广大病人提供优质医疗服务，特制定绩效工资管理制度。

（1）绩效工资坚持绩效优先、兼顾公平，实行按劳分配、多劳多得、优劳优得。

（2）全院应树立开源节流、勤俭节约的意识，坚持增收节支原则。

（3）树立良好医德医风，为广大病人提供优质服务。实行奖优罚劣，对医德良好、服务优良的职工，医院在绩效工资中给予奖励，反之按相关规定予以处罚。

（4）各科室应成立绩效工资分配小组，由科室主任负责，科室技术管理骨干参与，一般由 3~5 人组成。小组在广泛征求科室职工意见后，讨论并制定本科室绩效工资二次分配办法。分配办法要力求公正、透明，并报医院运营管理部备案。

（5）科室人员的绩效工资主要由工作量绩效工资，以及工作质量绩效工资、医德医风、服务质量考核奖扣等组成。

（6）科室在进行绩效工资分配时，必须做到完全分配，不得设立账外账、"小金库"。

（7）科室在进行绩效工资二次分配时，不得与个人业务收入直接挂钩，不得与各种检查费、检验费挂钩。

（8）科室绩效工资分配时应体现个人职业生涯成长规律，适当拉开职称、职务等的差距，但更应坚持按劳分配、多劳多得、奖优罚劣原则，结合完成的实际工作量、工作质量、技术能力、工作效率、服务质量、出勤日数及对医院的历史贡献，考虑职工在工作中所承担风险、工作强度和工作时间等因素，每月进行综合考评后发放。

（9）科室应区分普通岗位和关键岗位，对关键岗位人员，应在绩效工资中体现其价值。

（10）科室主任不仅管理科室，同时对院领导负责。科室主任的绩效工资由院部每月考核后统一发放。

（11）护理团队的绩效工资由护理部统一管理并发放。

（三）具体方案。

1. 临床科室的绩效奖金按边际贡献的相应比例计算其分配额度，实行医护分开，科室根据工作量指标进行二次分配。在分配奖金时，医生主要考虑职称、手术量、合理收治病人数等指标，护士主要考虑床日数、护理工作量、出院人数等指标。各临床科室可根据实际情况对上述指标进行适当调整。

2. 医技科室绩效奖金以工作量指标为主、成本指标为辅，由工作量奖金和成本奖金两部分组成。科室在进行奖金二次分配时，医生主要考虑级别、报告数等指标，技师主要考虑级别、操作量等指标。

3. 门诊常驻医生的绩效奖金主要考虑工作量、边际贡献奖、工作质量等。

4. 行政后勤人员根据不同的岗位，按院平均奖的不同系数发放绩效奖金。

（四）实施效果。

随着该县级医院医疗业务的不断拓展，职工绩效呈现逐年增长的态势。这更加体现了绩效分配方案"多劳多得、优劳优得"的总体原则。让职工享受到医院发展红利，不仅有利于激发职工的工作积极性，也能提高职工忠诚度，对医院长远、良性可持续发展起着至关重要的作用。

（五）存在的问题。

以经济指标为核心的收支结余绩效奖金分配模式，在运行初期虽然可以起到一定的激励作用，但随着医院由规模扩张转向高质量发展，其弊端也逐步显现。由于"总收入"和"总成本"是决定科室奖金分配额度的关键变量，这就在一定程度上引导科室一味追求经济效益，而淡化对技术发展、学科建设、人才引进等方面的关注，同时科室收入中劳动价值部分和资本价值部分难以区分，也会使得绩效考核的有效性降低，医务人员对绩效体系认同度减弱，最终导致绩效管理的实际效果与预期目标发生分离，弱化在医院发展中的指挥棒作用。

（六）持续改进案例。

由于多种原因，该县级医院在现阶段还无法完全实现精细化绩效管理，但同四川大学华西医院的紧密型医联体建立后，在四川大学华西医院派驻管理团队的带领下，随着该县级医院精细化运营管理模式的构建，绩效管理中引入了全新理念，在原有基础上进行了补充和完善，绩效管理取得重大突破。

1. 医生门诊工作量绩效方案。

该方案的核心是将医院"控制药品占比"这一整体目标引入医生门诊工作绩效考核，同时将出勤率、有效投诉、合理收治率、停诊、替诊等指标一并纳入，改变了原方案中无考核、无监管的状况。方案实施以后，全院药品占比得到有效控制，同时，得益于医生劳动价值被充分认可，医生坐诊积极性和主动性明显提升，医疗行为更加规范。具体实施方案如下：

（1）挂号奖实行政策。

挂号奖与医疗考核指标的完成情况直接挂钩，其中药品占比按照医院核定的个人目标值或科室目标值进行考核，为单项否决项。药品占比考核不达标，挂号奖按照旧方案执行；药品占比考核达标，则按照新方案执行，根据当月得分分值按比例发放挂号奖。

挂号奖的计算方法为：

$$挂号奖=\frac{挂号奖标准\times挂号量\times综合得分}{总分}$$

（2）合理收治病人奖实行政策。

合理收治病人奖的计算方法为：

$$合理收治病人奖=合理收治病人数\times收治奖标准$$

2. 日间手术绩效方案。

该方案的核心是将 RBRVS 引入手术系数的确定，按手术等级、手术时长、手术量等可量化指标核定日间手术绩效。

（1）日间手术费用分配。

属于病人主管医生所在科室的费用划归相应科室医疗单元，属于住院部手术室的费用（麻醉费等）划归手术室，属于日间手术中心的费用划归日间手术中心。

（2）日间手术绩效分配。

日间手术奖励计算方法为：

$$日间手术奖励=实际完成日间手术的总系数\times每单位系数的奖励金额$$

其中，日间手术系数根据手术等级、手术时间、手术强度等采用 RBRVS 确定。

$$每单位系数奖励金额=\frac{\sum当月实际开展日间手术的手术费\times可分配\%}{\sum当月实际开展日间手术的系数}$$

3. 绩效疑问标准处理流程。

在绩效管理中，各种绩效方案实施后的追踪、评价与反馈至关重要。为提高这项工作的效率，该县级医院对科室或个人提出绩效疑问的处理流程进行了梳理和规范，进一步完善了院科间绩效沟通与反馈机制，绩效方案的动态调整更加科学、透明，为精细化绩效管理奠定了初步的流程基础。

规范后的流程为：

（1）科室提出书面绩效申请，由科室主任签字确认。

（2）申请表提交分管院领导审核签字。

（3）科室将分管院领导审核通过后的申请表交运营管理部，运营管理部向分管院领导汇报，分管院领导向院长汇报。

（4）运营管理部将申请提交院长办公会，审定是否进行调研。如不需进一步调研，则由运营管理部向科室反馈；如需进一步调研，运营管理部将开展资料收集、数据测算、沟通论证等工作，形成初步方案后再次提交院长办公会讨论。

（5）院长办公会形成决议，运营管理部将结果反馈科室。

（6）运营管理部执行决议，持续跟踪。

该流程推行后，医院绩效疑问处理更加有序、合理，沟通路径更加畅通明了，彻底解决了该县级医院一直以来流程混乱不堪的问题。

四、经验总结

在国家深化医药卫生体制改革的宏观背景下，系统、科学合理的绩效管理体系对任何一家医院来讲都是不可或缺的，因为它不仅能通过绩效考核实现职工个人目标与医院目标的有机结合，为医院创造持续性的竞争优势，还能助推医院战略与国家医药卫生改革、医院管理等方面的政策措施相切合，实现医疗质量的全面提升，为人民群众提供更优质的医疗服务。实践表明，医院绩效管理体系的构建从来都不是一步到位、一成不变的。那医院如何将这项长期、持续的工作做实、做细、做精呢？笔者有以下几个方面的建议：

（一）提高对绩效管理工作重要性的认识。绩效管理工作是全院性的，仅靠绩效主管部门来执行和推动是不够的。医院各级管理者应当明确当前医院绩效管理工作的目标和重点，把绩效的考核与管理融入日常业务工作之中，将科室业务目标与医院绩效目标相结合，提升干部职工对绩效管理工作的认同感和参与度。

（二）建立科学合理的绩效考核指标体系，强化绩效考核导向作用，充分发挥绩效管理的杠杆作用。运用绩效管理工具，构建与医院战略目标及发展方向相适应的绩效考核指标，并根据国家政策和医院实际情况，动态调整和完善考核标准和制度，实现绩效管理与流程管理的有机结合，提升医院整体运行效率。

（三）开展绩效事后评估，注重沟通反馈，加强结果运用。创建科学的绩效评估体系是医院实现有效绩效管理的前提和基础。通过对院、部、科、组的绩效开展评估，促进医院绩效管理水平的提升，从而为医院各项管理决策提供客观公正的依据。

（四）不断提升绩效管理的信息化程度。信息系统的优劣决定了医院绩效管理质量的高低，信息化程度越高，绩效管理的质量也越高。医院应不断完善信息化建设，实现各类数据互联互通，为绩效管理提供更加精准、优质的绩效考核数据和信息支撑。

第八节　医院设备管理实务

医疗设备是医院的重要资源，是医疗业务开展的重要支撑。医疗设备是医院发展的基础，要充分发挥这些设备的综合效益，需要现代化的科学管理。医院综合效益体现的是医院的综合管理能力和人员的整体素质。根据医院发展规划、科研水平、医疗环境、病人来源情况等确定购入设备的先进性和实用性，这是促进医院现代化建设的重要手段。因此，加强医疗设备在医院运行中的管理，将直接关系到医院社会效益、经济效益及医疗质量管理水平。医疗设备配置效率取决于医院精细化运营管理和决策水平，因此，构建医疗设备配置的规范化、标准化、科学化管理决策体系，是保障医疗设备高效配置的基础。医疗设备配置要以客观事实和证据为基础，将决策环境、个人管理经验和当前最佳证据有机结合，做出当前最佳决策。医疗设备配置与病人、政策、经济、技术、人力、空间、设施等多方面的影响因素相关，主要从需求层、资源层和风险层三个维度进行综合考虑。

需求层维度：要明确设备配置的主要目的，为满足不同配置需求，一般可将设备分为临床服务型设备、质量保障型设备和学科支撑型设备三类。不同类型的设备有不同的配置决策重点，需要不同决策支撑证据。临床服务型设备侧重于使用效率、投资效益。随着现代化医疗设备在临床诊断、治疗中的广泛应用，医院医疗水平、技术水平有了明显提升。质量保障型设备应明确质量安全的风险点、改进效果及使用效率的研究和实证证据。学科支撑型设备多为新引进设备，应具备相应科研和临床应用证据。

资源层维度：要明确设备的使用对人力、空间、配套设施设备等其他资源要素的需求是否能够得到满足，明确所有投入是否符合投资效益要求。

风险层维度：要明确设备配置是否受风险因素影响，包括政策风险（如分级诊疗、物价调整、医保付费方式改变、新技术伦理审批等）、技术风险（如系统兼容、维修维保可及性等）和经济风险（如耗材价格、维保成本等）。决策过程中应结合证据明确风险大小，评估风险是否在可控和可接受范围内。

在医院设备管理中，笔者团队按照医院的实际情况，逐步完善精细化运营管理，现将近三年半的管理经验总结成文，与同行共享。

一、科室设备配置规范化

医院在新医疗设备购买之始，就要做好把关工作，即充分发挥医院装备管理委员会、相关论证科室、使用科室在设备审核方面的职权。医疗设备审核是集管理、经济、技术和实践经验为一体的，专业性、政策性要求较高的综合性过程，是设备购入管理的核心环节，目的是满足病人的诊疗需求，使设备购置合理、有效。

如何完善现有医疗设备审核？参考国内外医院的一些做法，笔者团队认为应从如下环节考虑：使用科室应根据专业发展情况、人员技术水平、病人来源情况、申购设备的先进性，向医院设备科提出申请，但不得指明产品生产厂家，只提出功能要求、技术参数、效益预测和工作量计划等。医院相关部门对科室提出的设备申购计划进行科学、客观的评估论证，提出可供医院决策层参考的合理化配置意见。医院装备管理委员会应根据专门部门的评估结果，对医院现有的计划进行认真分析，着重考虑申购设备的功能、技术先进性，现有同类设备使用情况，项目有无重复，病人来源是否稳定，效益预测，安装条件是否允许和使用人员技术水平并进行论证。由相关技术专家组成小组对所购设备进行实地考察、评估，避免"一人做主"，考察结果作为设备选择的讨论依据。科室申购设备通过专门部门和医院装备管理委员会的评估和论证后，进入拟购买阶段，按照相应的购买流程规范进行。竞标审核人员由分管副院长、纪检人员、财务人员、审计人员、相关临床专家、工程技术人员组成。根据申购设备的功能、档次、厂商售后服务情况（独家设备除外），应选择至少 3 个以上的不同厂家，考虑价格、性能、安装以及使用，综合评定后决定最终的供应方。

综上所述，医疗设备管理在设备购入阶段要遵循"技术先进、功能适用、经济合理、使用有效"的原则，既要考虑医院人才状况、规模、条件及科室发展方向，又要从医院长远发展出发，真正使医疗设备物尽其用。

二、工作制度设置

新型设备的使用是为了给医院创造社会效益和经济效益，也是开展新技术、新项目和提高医疗技术水平的重要支撑。有效发挥设备的功能就是科学管理设备的目的。医院应加强在管理制度设立、资料档案设置、维修及评估方面的控制以及监督，使整个医疗设备使用管理流程衔接流畅、责任明确，使医疗设备在医院发展中创造最大社会效益和经济效益。

（一）建立健全医疗设备管理制度。

要使医疗设备管理规范化，充分发挥其效能，必须建立健全医疗设备管理的各项规章制度，使器械申报、使用、维修等过程都有规则可依，如《医疗设备管理制度》《医院装备管理委员会工作制度》《设备科工作制度》《医疗设备购置管理制度》《医疗设备维修工作制度》等以及各种奖惩细则，使医疗设备管理的各项工作有章可循。

（二）建立和完善医疗设备档案管理制度。

医疗设备档案的建立和技术资料的完整是保证医疗设备正常使用和维护的重要依据。除了保证原始资料的真实性、完整性，还必须对医疗设备档案内容实行动态管理，因为医疗设备使用周期较长，设备技术发展较快，随时会有新的设备资料产生，如软、硬件升级，配件增添，保修合同改变，突发事件等。因此，要对设备资料进行动态更新与保存，以确保资料档案保管的及时性。

（三）规范设备维修制度，保障设备完好率。

提高设备正常动用率，保障设备完好率，规范维修管理是医疗设备管理制度中的重要一环。在设备维修管理中，应以预防为主，保养并重，将设备进行分类管理。所谓分类管理，就是根据工程技术人员的技术专长，将设备分为精密设备和常规设备。精密设备的维修、保养由专人负责。常规设备按照科室分类，将责任落实到个人。主管科室根据技术人员技术水平及服务质量进行劳务分配。对使用设备的科室，要求操作人员按操作规程正确使用每台设备，做好设备使用记录，发现问题及时向设备维修人员反馈。在完善维修制度的同时，要不断加强技术人员的培养，以保证技术人员的知识随着新技术、新产品的出现而不断更新。加强技术人员的培养，主要在于重视医学工程技术队伍建设，储备人员主要为本科毕业的专业技术人员，对于事业心和责任心强的技术人员给予重点培养，提供研修机会，让其了解国内外医疗器械技术发展动态，掌握最新精密仪器的维修技术。要重视设备购置时的技术培训以及维修技术的后续培训等。

（四）设备折旧管理计入科室。

设备评估是持续的、综合性的，贯穿设备管理的整个流程，而设备的效益分析应是预测性的、静态的，随着设备的使用，其效益中应纳入维修费用，此费用会随着设备使用年限的增加逐渐增长。因此，应运用经济工程学方法，确定设备最佳使用寿命，当设备达到使用寿命时，就应着手更新设备。为提高设备动用率，并为今后设备更新提供参考依据，根据国家有关规定，医院对设备应实行有偿占用，并纳入科室成本核算，将设备按价值分类、不同折旧年度，以及按月计入使用科室成本（大型医疗设备使用年限暂定为 10 年）。

（五）设备全生命周期管理。

医疗设备的效益管理就是掌握医疗设备从购置到使用直至报

废的全过程的经济规律，确定仪器设备的考核指标和考核办法，进行经济技术分析，以充分发挥设备功能，提高医疗设备的动用率。定期开展针对设备的成本效益分析，建立设备的年度工作量考核指标和社会效益指标。医院应按照国家有关规定严禁医生开单提成，通过设备来提高临床医生诊疗水平，严格掌握病人检查的适应证，提高诊断符合率，降低病人就医费用，减少医疗资源浪费。综上所述，综合国内外医疗设备管理经验、本院的实践以及相关文献，笔者对整个医疗设备管理流程进行探讨，认为现代医疗设备管理的核心思想为：制度详尽，责任分明，持续改进，体现医院的社会效益和经济效益。在现代医院中，医疗设备的重要性日益凸显，临床、教学和科研对医疗设备的依赖性越来越大，故做好设备全生命周期管理至关重要。设备全生命周期包含设备申购前评估、设备申购中沟通反馈、设备使用期效益评估。

1. 设备申购前评估。

设备申购前评估是对申购设备立项过程进行全面论证，根据《医疗机构财务会计内部控制规定（试行）》的要求，"建立固定资产购建论证制度，按照规模适度、科学决策原则，加强立项、预算、调整、审批、执行等环节控制。大型医用设备按照准入规定履行报批手续"。大型医用设备必须在取得主管部门的设备许可证后购置，其他医疗设备则需要各科室按年度向主管科室提出设备购置计划，并书面写出可行性研究报告，详细科学地论证其经济效益和社会效益，经医疗工程部门审核后决定是否立项。可行性论证包括两方面：项目论证和技术评估。项目论证是编制计划过程中的主要环节，是对设备的必要性、可行性等进行讨论，一般不涉及具体型号、技术指标的深入研究。技术评估是在计划批准以后，在购买过程中，对设备的型号、厂牌、性能和价格等进行选择比较和分析，然后做出决策的技术性工作。

医疗设备项目论证的内容包括：①必要性和急需程度；②合理布局；③资金来源；④动用率；⑤使用水平与维修技术水平；⑥经济效益评价；⑦安装条件。

医疗设备技术评估的内容包括：①技术先进性；②设备可靠性；③可维修性；④设备选型；⑤安全防护；⑥节能性；⑦配套性。

在医疗设备论证评估中，经济效益论证评估是很重要的评估内容。为了提高投资效益、减少损失和浪费，医院应当加强对医疗设备投资效益的购前评估和分析，避免购进的设备使用效率低下，甚至闲置，造成资金浪费。设备投资立项购前评估的主要方法包括审阅法、比较评估法等，其中比较评估法是通过相关资料和技术经济指标的对比来确定差异，并进行评估的方法。可行性研究报告中应包括目前医院此类设备的医疗市场需求、技术水平和人员配置情况，以及资金来源安排及设备的盈利预测，说明可能存在的投资风险，以及其他内容等。对于设备申购前评估，现做如下说明：

（1）业务需求评估。

医院购置医疗设备时，首先要考虑实际业务需求，注意资源配置的合理性，不要盲目追求"大而全"。①对于首次引进的设备，需调研科室是否具备放置、安装设备的场地条件，是否有相应的操作人员，以及拟开展新业务的需求量等。②对于补充购置的设备，应考察现有设备的工作量饱和程度，避免重复购置。③如果是设备新旧更替，要对原有设备进行技术评估，看是否达到报废年限，评估维修成本及以往使用效率等。

（2）技术评估。

根据是否直接产生经济效益，医疗设备可分为经营类设备和保障类设备；根据用途，医疗设备可分为检查检验类设备（影像检查、其他检查等）、治疗类设备、手术类设备和辅助类设备。

检索与申请设备相关的循证证据包括国内外文献、行业学会或协会的意见、3 位以上相关领域专家共识等。证据包括但不限于技术的先进性或实用性、使用的普遍性、同级医院使用情况。综合考虑以上资料及文件，医院装备管理委员会组织专家对拟购设备的先进性和实用性、预计运行条件、操作人员的资质等进行客观评估。

（3）经济学评估。

在医疗设备购置论证中，需要兼顾技术先进性和经济实用性，因此，除了技术评估，还需在设备的全生命周期内进行经济效益的迭代评估。当收益达到盈亏平衡点时，表示在设备全生命周期内能收回投资，则认为购置方案可行。

效益评估：①明确待评估设备的收费项目及收费标准。例如，检查检验类设备根据可开展的项目匹配收费，治疗类设备、手术类设备需要理清直接产生的经济效益与医务人员劳动产出的经济效益。②预估待评估设备工作量。对不同类型医疗设备的工作量需分别进行考量。首次引进的设备若为非统管共用的设备，根据科室预估设备引进后产生的新项目工作量计算；若为统管共用设备，则需综合考虑全院该类设备的病人数量和现存设备的工作量饱和情况。更新换代的设备如果是同类设备，采用被替换设备的既有工作量计算，如果新设备可提高工作效率，根据新设备实际能完成的工作量计算。补充购置的设备有两种情况：其一，原有设备在数量上不能满足检查、治疗等医疗需求的，仅需以科室补充设备后预估完成的工作增量乘以收费标准进行收入预估即可。其二，原有设备在功能上不能满足医疗需求，需新购设备或新增功能模块的，应综合考量新增功能带来的业务增量和新增的收费项目，预估收入增量。最终，根据设备对应的收费项目、收费标准及预计工作量，计算设备预计收入。

成本评估：成本评估不仅要考虑医疗设备使用过程中的卫生

材料、试剂等消耗情况，还要考虑基础设施建设、是否需要专门技术人员维护等因素。待评估设备成本主要包括设备购置成本、人力成本、折旧成本、不计价耗材成本、维修保养成本、水电费用、科室管理成本等。此外，机会成本的量化也是评估的重要内容。在预算约束下，有限的预算资金应投入成本效益更好的项目。除了进行投资回报分析，购置不同设备的机会成本也是经济学分析的一项重要内容。

成本效益分析：收集了成本和效益数据之后，通过计算投资回报率、投资回收期等经济指标，进行成本效益分析。

2. 设备申购中沟通反馈。

要让各个科室熟悉申购要经过哪些流程、设备申购进行到哪个阶段、医院是否给予购买，要有专门的部门负责同相关科室进行及时的沟通反馈。在此过程中，可通过完善医院信息化建设，让相关科室领导及分管院领导通过手机端即可随时了解设备申购的最新动态。

3. 设备使用期效益评估。

设备购买并投入使用后，要有专门部门实时监控设备动用率。设备动用率是指每年度设备实际使用时间占计划用时百分比，是反映设备工作状态及生产效率的技术经济指标。本书采取设备单位时间使用次数来衡量设备使用情况，评估的设备是由医院自行购买的 10 万元以上及部分特殊设备，通过设备的月工作量来反映设备使用情况。以月工作量为统计基础，以季度工作情况为分析基础，通过与设定的目标值、上月（上季度）及同期指标比较，分析设备使用情况，了解和提高设备动用率。

在设备全生命周期中使用期管理是一个主要阶段。设备使用期管理包括使用与维修两个方面。设备使用期管理的目标有：①保证设备医疗工作的安全性；②保证设备医疗工作的有效性；③提高设备动用率；④延长设备寿命；⑤降低运行费用，追求全生命周期费用最低。从使用期管理目标上可以看出，让医疗设备最大限度地为医院创造经济效益也是管理目标之一。在医疗设备使用期效益评估中，要认真选定衡量医疗设备经济指标完成情况的标准，并与实际完成的经济指标进行横向和纵向对比分析。在审阅与该设备经济效益有关的内部控制制度和资料的基础上，要具体核实计算数据的可靠性，并有重点地进行监控。通过监控结果抓住症结，找出原因和关键点，提出有针对性的改进建议，以解决实际问题。

医疗设备使用期效益评估中，技术效率评估是很重要的。

功能利用率：功能利用率是指医疗设备已开发使用的功能占设备原有功能的比重，是考核设备应用状况的重要指标。功能利用率可按下式计算：

$$功能利用率 = \frac{某医疗设备已开发使用功能数}{某医疗设备原有功能数} \times 100\%$$

功效利用率：功效利用率也叫机时利用率，指医疗设备工作时其工作功效在其总功效中所占百分比。

$$年功效利用率 = \frac{医疗设备年实际工作量}{日最高工作量 \times 年开机天数} \times 100\%$$

功效速度（能力）：功效速度也可称为设备能力，指医疗设备在单位时间内可完成的工作量。

经济效益的分析方法很多，一是投资回收期法，根据收回医疗设备投资成本所需要的时间来进行经济效益分析，计算公式为：

$$投资回收期 = \frac{该医疗设备投资总额}{该医疗设备年净收入}$$

投资回收期越短的医疗设备，其经济效益越好。

二是投资收益率法，是指该医疗设备每年获得的净收入与投资总额的比率，其计算公式为：

$$投资收益率=\frac{该医疗设备净收入}{该医疗设备投资总额}\times100\%$$

投资收益率越高的医疗设备，其经济效益越好。

针对医疗设备使用不均衡现象，为了最大限度地提高设备动用率，可以成立医院设备调配中心。现已有很多医院实行医疗设备统一管理调配，对某些常规医疗设备，例如心电图机、除颤器、呼吸机、监护仪、输液泵、注射泵等，实行统管统用，医工科负责维护保养和消毒，各临床科室根据病床使用需求，办理领用手续，暂时不需要时，及时归还管理部门，以方便其他科室使用。

三、实践经验

某县级医院在组建运营管理团队后，开始了医院精细化运营管理。对科室提出的设备申购申请，按照医院统一部署，由运营管理部运营管理岗位专科经营助理进行设备申购前评估、设备申购中沟通反馈及设备购回后使用情况监测。

（一）设备申购前评估。

某县级医院运营管理工作不断深入，设备申购前评估工作分配给运营管理岗位专科经营助理，专科经营助理与分管科室的主任及医务人员有了更深入的沟通，对科室学科发展及临床需求有了更深刻的认识。设备申购前评估机制在原有设备申购流程中新增"运营管理部评估 5 万元及以上设备"环节，采用"成本效益分析合策"，保障设备申购有理有据。2018 年 1 月至 2021 年 3 月，完成设备采购评估论证报告 162 份，合计金额 8022 万元。通过设备投资效益分析，为医院提出合理化设备配置方案，满足诊疗需要，为改善医疗服务质量、提升服务效率提供良好的基础和后勤保障。2018 年 1 月至 2021 年 3 月，该评估机制为医院节约成本 1074 万元。

（二）设备申购中沟通反馈。

科室提交设备申购计划给设备科后，运营管理岗位专科经营助理协助医院完成相关流程，及时将相关信息与分管科室主任进行沟通反馈，让信息沟通顺畅。在信息化建设逐步完善的情况下，科室主任及分管院领导可直接通过手机端实时查看申购进度，快捷方便。因此，信息化支撑在医院精细化设备申购过程中有非常重要的作用。

（三）设备购回后使用情况监测。

借助四川大学华西医院与某县级医院医联体建设契机，该县级医院借鉴四川大学华西医院运营管理理念，探究县级医院精细化运营管理之路。资源有效配置和管理是其中非常重要的一个方向。设备资源评估包括设备有效配置和设备日常使用情况跟进。在设备申购前评估的基础上，于 2019 年 1 月开始，运营管理部开始对医院 23 个临床科室和 7 个医技科室的 10 万元以上及特殊设备（合计 82 台，合计金额 7128 万元）进行设备使用情况实时跟催监测，每季度分析这些设备的动用率，对使用不好的科室，同科室主任沟通交流，探索改善途径。同时，分析报告在院长办公会上提交，作为下一年度设备申购的参考依据。

通过一系列举措，笔者团队构建了标准的设备使用情况评估流程，见图 1.5。

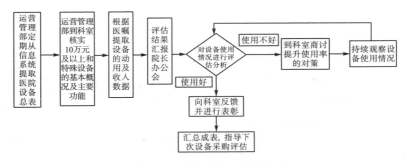

图 1.5　设备使用情况评估流程

第九节　数据挖掘

一、数据挖掘的基本概念

数据挖掘（Data Mining，DM）也称数据库的知识发现（Knowledge Discovery in Database，KDD），这一术语出现于1989 年，是指从大量的、不完全的、有噪声的（存在错误或异常的数据，对分析造成干扰）、模糊的、随机的实际应用数据中，提取隐含在其中、事先未知、潜在有用的信息和知识。数据挖掘技术在 20 世纪 90 年代有了突飞猛进的发展。数据挖掘从理论和技术上继承了知识发现领域的成果，同时还借鉴了许多其他领域的理论和算法，如数据库系统、机器学习、模式识别、人工智能、数据可视化、信息检索及统计学等。数据挖掘本质上可归为深层次数据挖掘分析方法。

二、数据挖掘与统计的区别

许多学者研究了数据挖掘与其他学科领域的关系，尤其是统计。通常来说，传统的统计模型只能处理有限数据，验证已经存在的假设，而数据挖掘能发现隐藏在复杂数据中的未知关系和发掘一些不为人知的问题，因此可以用来开发新技术，应对新挑战。Hand（1998）描述了数据挖掘与统计的区别。传统的统计方法不仅需要时间收集数据，还依赖统计调查开始前研究者的思想框架（例如早期假设），因此，如果在调查当中研究者的想法改变了，即使数据中没有一个变量发生变化，最后的研究结果也失去了意义。Huang Z. 等（2004）认为，统计方法和机器学习的最大区别是统计方法通常需要研究者设定不同模型的结构要求，例如多元线性回归分析要求自变量和因变量之间是线性相关的。因此，统计方法中人为设定好的模型相对比较简单并且容易解释，而机器学习中建立的模型则通常是比较复杂和难以解释的。

三、数据挖掘的主要过程

数据挖掘是在数据仓库中发现有用信息的过程，数据挖掘可以针对任何类型的数据库进行，既包括传统的关系数据库，也包括非数据库组织的文本数据源、Web 数据源及复杂的多媒体数据源等。数据挖掘是将从未加工的数据转换为有用信息的整个过程。该过程包含一系列步骤，从数据的预处理到数据挖掘结果的后处理。数据挖掘的过程包括输入数据、数据预处理（特征归类、维归约、规范化、选择数据子集）、挖掘、后处理（模式过滤、可视化、模式表示）、信息。

四、数据挖掘的目标及结果

数据挖掘的目标是从数据库中发现隐含的、有意义的知识。数据挖掘的功能一般分为两大类：描述和预测。描述类挖掘任务刻画了数据库中数据的一般特性。预测类挖掘任务在当前数据上进行判断，以此进行预测。数据挖掘的结果通常表示为概念（Concepts）、规则（Rules）、规律（Regularities）、模式（Pattern）、约束（Constraint）、可视化（Visualization）等。通过数据挖掘所获得的知识可以直接用于信息管理、查询优化、辅助决策、过程控制、数据自身的维护或修正已有的知识体系，也可作为新的知识存储于应用系统中。因此，数据挖掘是一门交叉学科，它把人们对数据的应用从低层次的简单设计、查询，提升到从数据中挖掘知识、提供决策支持等高层次层面。

五、数据挖掘在医学领域的应用

与医疗卫生相关的数据挖掘是这个领域权具价值和挑战性的部分，因为医疗数据集的特点是数量庞大，复杂，具有异质性、时序性，质量参差不齐。医院信息涵盖了医疗过程和医院活动的全部数据资源，包括临床医疗信息和医院管理信息。

过去的研究发现，运用数据挖掘能从大量医疗数据集里发现未开发利用的有用知识。于是人们将其应用于医疗决策支持系统、病人治疗方案的选择及评价、医疗卫生服务质量改善、发展临床指南、分配医疗资源和评价药物治疗效果及其副作用等各种医学领域。

每种数据挖掘方法都有其适用的理论背景，也有其应用于各种实际问题的优势和劣势，许多数据挖掘方法已被成功应用于医学实践。数据挖掘与传统的统计分析方法相结合，能提供更强大的新方法去洞察并发掘隐藏于复杂医疗数据中的有用信息。数据挖掘的结果应当具有先前未知性、有效性和实用性三个特征，也就是说，数据挖掘是从大量数据中发现隐藏的信息和知识，这些信息和知识不能靠人的直觉来判断，因此有时数据挖掘的结果是超乎人们想象的。但是人们应该认识到数据挖掘的结果还需要各领域专家的支持。数据挖掘经常发现一些数据之间未预期到的潜在关系，这需要医学专家给出正确的解释。例如，根据一些预测属性建立的癌症生存分析数据模型，能为一些癌症病人的存活时间提供比较准确的预测，这些预测模型在医学上是十分有价值的。但这些模型只能用来辅助判断。数据挖掘模型有一定的局限性，并不是所有数据挖掘模型识别出来的模式都符合逻辑，可以由人为因素所控制。因此医疗数据挖掘需要人的干预，尤其是医学专家的判断和解释。

六、数据挖掘案例分享

（一）医院床位资源管理。

床位资源属于医疗卫生资源，是卫生活动的基础。床位规模、配置及利用情况直接影响医院整体经济运营及卫生服务提供。单位时间内病床使用情况能较为直观地反映医院的运转效率和管理水平。近年来，国家对医院床位配置和单体规模均提出了相关要求。

2019年起，某县级医院实际开放床位由原有的686张扩增至935张，尽管新增249张床位，部分发展较好的科室仍然反映存在床位不足问题，无法完全满足就诊需求，同时，还存在一部分本身床位利用效率就较低的科室，扩增床位后，科室床位使用率进一步降低的问题。上述问题对医院床位资源的配置提出了新的挑战。因此，2019 年 4 月，运营管理部按医院要求，对全院各科室的床位资源利用情况进行梳理，并提出相应的配置建议。首先，运营管理部根据信息中心提供的动态报表，对全院各科室 2016 年 1 月至 2019 年 3 月的床位使用率进行整理，见表 1.8。

表 1.8 某县级医院各科室床位使用率（%）

床位使用率	2016 年	2017 年	2018 年	2019 年 1 月至 3 月
康复医学	192.5	199.3	185.6	115.8
儿科	126.1	137.4	133.5	132.0
外四	120.9	136.0	143.9	120.5
外三	120.6	131.3	125.2	94.9
感染	117.3	152.1	170.6	111.2
内二	116.1	137.3	137.3	119.4
产科	115.6	106.8	104.6	77.6
内五	114.1	127.8	130.8	113.2
骨二	113.0	121.1	124.6	95.6
内三	111.7	134.5	147.9	96.1
外二	109.6	112.6	123.5	106.7
骨一	104.2	112.5	120.3	90.0
内一	103.8	118.5	135.9	108.8
妇科	101.1	115.8	134.9	98.7
五官	97.5	115.9	106.1	112.4
ICU	97.4	112.0	104.7	98.8
外一	87.5	84.5	94.1	75.0
全院	112.9	125.0	131.1	104.5

从表 1.8 可以看出，某县级医院床位整体使用饱和，但存在各科室之间差距较大的情况。我们知道，床位使用率和床位周转

次数是反映一段时间内医院床位利用情况的指标，如果仅从单一的指标去分析床位的工作效率，难免会存在片面性，这就需要更为客观的指标对医院床位工作效率进行分析、评估。而床位效率指数模型同时考虑床位使用率和床位周转次数，能够综合众多因素来反映床位利用情况。同时，床位利用模型评价也是我国评价医疗质量的常用方法。因此，运营管理部决定，运用标准化床位使用率与标准化床位周转率这两个指标，建立床位效率指数模型，并绘制床位效率利用模型静态分析图（图1.6），将坐标轴图分为4个象限。各临床科室床位利用指数分别落在不同的4个象限中，以此来表示在同一时期内不同科室的床位工作效率状态：落在第Ⅰ象限的是床位效率型，表示床位使用率高，床位周转快，病人来源与床位设定数成比例，或者科室医疗水平较高，床位得到充分合理利用。落在第Ⅱ象限的是床位周转型，表示床位使用率较低，但床位周转较快，科室收治病人病情较轻，病人住院时间短，床位并未得到充分利用。落在第Ⅲ象限的是床位闲置型，表示床位使用率低，床位周转慢，科室实际开放床位得不到充分利用。落在第Ⅳ象限的是压床型，表示床位使用率较高，但床位周转较慢，科室收治疑难危重症病人。

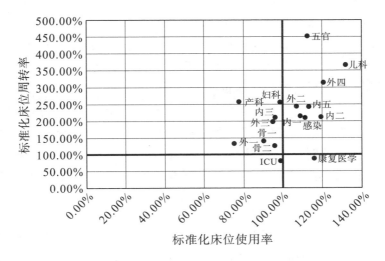

图 1.6 床位效率利用模型静态分析图

从图 1.6 可以看出，全院整体床位使用率较高，超过 50%的科室处于高效运行状态，重点科室床位使用率也较为理想。但从结构上来说，也的确存在床位使用不均衡状况。高效运行床位中，绝大部分科室床位处于效率型工作状态，这类科室床位运行效果很好，床位使用率较高，床位周转快，说明病人来源充足，收治病人结构合理，属于比较理想的状态。个别科室如五官科、儿科、外四科，床位使用率过高，周转快，说明这类科室床位超负荷、满运载，应考虑增加医疗资源配置。产科和妇科等，属于床位周转型，床位周转快，但床位未得到充分使用，可以适当减少床位数或加强科室业务的宣传，扩大病人来源。ICU 属于等效运行的科室，床位使用率较低，床位周转较慢，但由于其医疗性质的特殊性及国家相关要求，需要预留部分床位。康复医学科属于压床型，由于病种特点，床位周转非常慢，床位还有使用空间，科室应该加强学科建设，努力提高医疗水平，缩短病人平均住院时间，提高床位周转率。

分析全院床位利用效率后，运营管理部根据结果，结合医院实际情况，对同属床位周转型的外一科与外三科的普外肛肠专业进行床位调整，成立外一科综合病房。通过前期调研，笔者团队发现，扩床后，外一科床位使用率常年维持在 80％ 左右，在全院属于床位使用率较差的科室，而外三科有胸外、肿瘤和普外肛肠三个专业，因为发展的需求，现有的床位数均无法满足业务量的需求。随即，运营管理部针对上述状况，利用动态报表，对两个科室的实际床位需求数展开分析测算。床位测算分析情况如下：

1. 外一科（神经外科）床位使用情况。

外一科（神经外科）2019 年 1 月至 3 月有床位 58 张，近五年来科室床位使用均不饱和，故考虑将外一科（神经外科）的部分床位用于综合病房。表 1.9 为外一科（神经外科）近五年床位实际使用情况。

表 1.9　外一科（神经外科）近五年床位实际使用情况

年份	开放天数	平均开放床数	实际开放床日数	实际占用床日数	床位使用率	床位需求核算
2014	365	50	18250	15183	83.2％	42
2015	365	50	18250	15491	84.9％	43
2016	366	50	18300	16009	87.5％	44
2017	365	45	17945	15160	84.5％	42
2018	365	45	16425	15455	94.1％	43

外一科（神经外科）床位需求核算方法：以外一科（神经外科）的实际占用床日数作为实际开放床日数（即此时床位使用率为 100％），除以开放时间，最终得到理论床位需求数。

2. 外三科普外肛肠专业组床位使用情况。

普外肛肠专业组现设于外三科，由一名医生担任组长，下设一名低年资医生。为确定普外肛肠专业实际需求床位数，做以下分析，见表1.10。

表1.10　普外肛肠专业组近五年床位实际使用情况

年份	开放天数	实际占用床日数	床位需求核算
2014	365	1221	4
2015	365	2099	6
2016	366	2193	6
2017	365	2236	7
2018	365	2551	7

普外肛肠专业组床位需求核算方法为：以外三科出院明细中主诊断为肛周相关疾病为筛选标准，筛选出原始数据，以住院天数总计为实际占用床日数，除以开放时间，最终得到理论床位需求数。

3.　外一科综合病房成立。

以58张病床数作为外一科综合病房床位数，根据以上测算结果，建议外一科（神经外科）配置45张床位，普外肛肠专业组配置7张床位，剩余6张床位作为机动床位。此方案仅为理论草案，还需要考虑病区内病床分布的实际情况，方能做出具体的区域规划和床位分配。

外一科综合病房于2019年4月1日正式成立。普外肛肠专业组从外三科迁出，搬迁至外一科综合病房独立成科后，专业发展有很大进步。2019年4月至12月，门急诊人次较同期增幅达20.52%，出院病人数增幅达43.33%，开单收入增幅达80.54%，年均床位使用率高达104.35%。由于业务量增长，科室于2019年9月引进硕士研究生1名，加强了人才梯队建设。

2019年4月至12月，外一科出院病人数较同期增长1.97%，开单收入较同期增长8.96%。

2019 年 4 月至 12 月，外一科综合病房护理团队在未增加人力的情况下，工作量有了明显提升，科室护理费较同期增长 24.68%，充分利用了护理人力资源，护理团队绩效明显提升。

同时，由于普外肛肠专业组从外三科迁出，为外三科胸外专业组和肿瘤专业组的发展也提供了空间。2019 年 4 月至 12 月，外三科出院病人数较同期增长 6.53%，Ⅲ、Ⅳ级手术占比较同期增长 176.03%，开单收入较同期增长 15.73%。

可以看出，综合病房的成立，不论是对外一科（神经外科）、普外肛肠专业组还是对外三科的学科发展和科室效益提升都起到了积极推动作用。科学运用床位数据，进行数据挖掘与数据处理，为医院综合管理床位资源提供参考依据，从而使医院床位资源得到最优配置和管理。

（二）国家三级公立医院绩效考核运营效率和病人满意度指标分析。

公立医院绩效考核是维护医疗卫生事业公益性的重要抓手，是解决群众看病就医问题的有效措施，更是强化公立医院内部管理的重要手段。2019 年 1 月 30 日接到《国务院办公厅关于加强三级公立医院绩效考核工作的意见》后，某县级医院高度重视，立即成立了以院长、书记为中心，由运营管理部牵头，多部门组成的专项工作小组负责该项工作的推进。院级领导在院长办公会上多次动员，以期提高全院参与和积极配合绩效考核工作的意识。2019 年 4 月 19 日，接到国家卫健委医政医管局《关于启动2019 年全国三级公立医院绩效考核有关工作的通知》后，医院迅速将 55 项绩效考核指标细分到具体责任科室，由专人负责，并根据《国家三级公立医院绩效考核操作手册（2019 版）》，对数据来源、数据准确性等进行讨论，针对有疑问的指标，积极与上级分管部门联系、确认。在全院上下的共同努力下，于规定时间内完成了数据上报、自评及其他相关工作。同时，医院也要求上报数据应客观、真实，对上报数据所反映出的问题及时提出整改措施，以利于医院绩效考核工作的持续改进和提升。本书从某县级医院 2018 年国家三级公立医院绩效考核运营效率和病人满意度指标数据入手，分析需要持续改进的内容，并与 2019 年对应数据指标进行对比，直观比较某县级医院近年来取得的成效。

1. 某县级医院 2018 年国家三级公立医院绩效考核运营效率和病人满意度指标数据分析。

（1）某县级医院运营效率评价。

某县级医院 2018 年国家三级公立医院绩效考核运营效率指标数据是从国家平台导出的历史数据，见表 1.11。

表 1.11　2018 年国家三级公立医院绩效考核某县级医院运营效率指标数据

运营效率	31.医疗服务收入	33.人员支出占业务支出比重	34.万元收入能耗支出	35.收支结余	36.资产负债率	38.门诊次均费用增幅	39.门诊次均药品费用增幅	40.住院次均费用增幅	41.住院次均药品费用增幅	合计
2018年某县级医院值	27.59	37.76	99.05	1355	25.78	14.93	11.06	−0.99	−12.17	—
2018年满分	30	30	20	50	30	30	20	40	20	270
2018年满分值	≥35.00	≥34.43	≤109.32	>0	≤46.90	≤5.33	≤0.37	≤3.47	≤−6.90	—

运营效率	31.医疗服务收入	33.人员支出占业务支出比重	34.万元收入能耗支出	35.收支结余	36.资产负债率	38.门诊次均费用增幅	39.门诊次均药品费用增幅	40.住院次均费用增幅	41.住院次均药品费用增幅	合计
2018年某县级医院得分	21	30	20	50	30	27	18	36	20	252

（2）某县级医院病人满意度评价。

某县级医院 2018 年国家三级公立医院绩效考核满意度评价指标数据是从国家平台导出的历史数据，见表 1.12。

表 1.12　2018 年国家三级公立医院绩效考核某县级医院病人满意度指标数据

满意度评价	53. 门诊病人满意度	54. 住院病人满意度
2018 年某县级医院值	81.86	86.67
2018 年满分	40	40
2018 年满分值	≥90	≥90
2018 年某县级医院得分	33	35

（3）某县级医院指标分析。

国家公立医院绩效考核运营指标有 9 项，合计总分 270 分，某县级医院 2018 年实际得分 252 分，得分率 93%，其中有 5 项指标为满分，分别是人员支出占业务支出比重、万元收入能耗支出、收支结余、资产负债率、住院次均药品费用增幅，其余 4 项指标是需要改善的指标，分别是医疗服务收入、门诊次均费用增幅、门诊次均药品费用增幅、住院次均费用增幅。

2018 年住院病人满意度为 86.67%，门诊病人满意度为 81.86%，距离满分值还有很大距离。因此，从数据上来看，某县级医院在门诊和住院病人就医过程中，病人就医体验及满意度还需提升。

（4）应对措施。

·提升病人满意度。对于提升病人满意度这项工作，医院应常抓不懈。第一，改进绩效考核及分配制度。在实行多劳多得和优劳优得分配原则的基础上，在每月考核及年终评优考核中，奖优名额权重向病人满意度高的科室倾斜，精神鼓励和物质奖励相结合。第二，加强人才培训，促进医务人员技术水平、管理水平、服务意识的提升。借助医联体优势，科室选派业务骨干到四川大学华西医院进修学习。同时，借助四川大学华西医院优质医疗资源，如华西外派管理团队、学科主任、特聘专家教授等，指导科室学科建设、科研发展，进行精细化运营管理，与时俱进，不断提高医疗技术和管理水平。

对于住院病人，在入院环节、接诊环节、治疗环节、护理环节、辅检环节、服务环节、价格环节等有可能直接影响病人就医体验的方面，持续优化，具体措施如下：第一，改善住院病区环境。医院投入专项资金对部分病房进行改造，对内部环境进行整改，如对血透室、重症医学科等病房进行规划改造，提升病房的整洁度、舒适度及规划布局的合理性。同时，随着医院第二住院大楼的修建，医院的环境、软硬件及医疗服务能力将会进一步提升。第二，加强医德、医风建设，增强全心全意为人民服务的理念。为做好医德考评工作，医院建立健全了医德考评相关制度，细化、量化考核内容，并结合实际对考评标准进行修订，将每年的医德考评结果列为个人职称晋升、绩效评分、年度考核的重要内容。第三，对涉及费用的相关事宜，及时向病人告知，提供可以方便查询的费用清单等，同时全面落实价格公示制度，提高收费透明度等。

对于门诊病人，在价格、候诊环节、辅检环节等对病人就医体验有着直接影响的方面进行改进，特别是在候诊和辅检环节，候诊秩序、候诊时长、检查等候时间、出报告时间仍然是病人关注的重点。挂号缴费窗口分布零散、排队秩序混乱、工作人员服务意识差等因素影响病人就医体验。同时，测评报告也显示，门诊病人挂号方式中，医院现场窗口挂号为主要挂号方式，选择自助机挂号的病人仅占受访病人的 5.03%。为此，在医院领导的组织下，由运营管理部、信息中心、财务部、门诊部共同开展了改善门诊病人就医体验项目，即优化门诊大厅空间布局，实现挂号、缴费窗口功能整合，实现门诊窗口 6S 管理和自助机布局规范化、功能优化，打造一站式服务中心，实现诊间支付，应用放射科及彩超室排队叫号系统等，以信息化建设优化就医流程。医院进一步完善门诊管理制度，减少病人就医等待时间。另外，根据门诊病人就诊流量，合理调配医疗资源，便于门诊与辅助科室协调配合。

· 提升运营效率。

医院运营效率是指医院在一定经营期间的经营效益和业绩。对运营效率指标的动态监控是做好运营效率评价的前提条件。这需要运营管理部的专科经营助理每月对医院运营效率指标进行客观的整理分析，并协助医院提出合理化意见和建议，结合绩效杠杆作用，提升干部职工的积极性，提升运营效率，为病人提供更加优质的医疗服务。

其一，学科建设是根本。借助四川大学华西医院优质医疗资源，医院建立院士专家工作站并下设 4 个专家工作室，4 名华西知名专家不定期来医院指导学科工作，共计聘请了 6 名华西学科主任、18 名华西特聘教授，他们以专家坐诊、查房指导、专科培训、手术操作指导、学术讲座和学科建设规划等形式，帮助科室加强学科建设，促进科室技术与业务发展，鼓励临床多开展新项目、新技术，提高服务技术含金量，以满足病人诊疗需求，确保医疗质量和医疗安全。同时，充分利用好四川大学华西医院优质医疗资源，通过远程教学、远程会诊、远程联合查房等在线方式，提升该县级医院的技术及管理水平。

其二，调整病种结构是核心。通过分析病种结构，找出医疗服务优势病种。以四川大学华西医院引领下的学科建设为中心，通过"管理＋技术输出""在位＋在线服务"模式，不断提升基层医疗服务能力，提高群众就医获得感，使县域内的就诊率逐年提升，实现"大病留院不出县，疑难危重转上来"的分级诊疗工作目标。

其三，合理控费，调整收入结构。把加强药品管控作为第一抓手，控制医疗费用过快增长是解决群众"看病难、看病贵"问题的重要措施，是推进公立医院改革的有效途径。如何严格控制门诊、住院费用增长，实现医院社会效益和经济效益的统一？医院应高度重视合理控制医疗费用工作，在院长办公会、中层干部会等会议上多次组织学习合理控制医疗费用增长的重要意义，将合理控制医疗费用增长的精神传达给每位医务人员，形成"人人懂控费""人人会控费""人人在控费"的良好氛围。由运营管理部、医务部联合制定科室及个人（门诊医生）药品占比、出院病人人均药费等目标考核指标，同时，根据实际情况进行动态调整，确保考核指标科学合理，并得到考核科室及个人的认可。对于控制较好、低于目标值的科室及个人予以相应绩效奖励，对于控制较差、超过目标值的科室及个人进行一定绩效惩罚。

2. 某县级医院 2019 年国家三级公立医院绩效考核运营效率和病人满意度指标数据分析。

（1）某县级医院运营效率评价。

某县级医院 2019 年国家三级公立医院绩效考核运营效率指标数据是从国家平台导出的历史数据，见表 1.13。

表 1.13　2019 年国家三级公立医院绩效考核运营某县级医院效率指标数据

运营效率	31.医疗服务收入	33.人员支出占业务支出比重	34.万元收入能耗支出	35.收支结余	36.资产负债率	38.门诊次均费用增幅	39.门诊次均药品费用增幅	40.住院次均费用增幅	41.住院次均药品费用增幅	合计
2019年某县级医院值	29.29	38.77	77.16	2.48	32.1	−6.76	−11.02	8.82	−1.32	—
2019年满分	30	30	20	50	30	30	20	40	20	270
2019年满分值	≥26.14	≥34.94	≤95.44	>0	≤47.17	≤6.18	≤5.95	≤5.31	≤2.81	—
2019年某县级医院得分	30	30	20	50	30	30	20	40	20	270

（2）某县级医院病人满意度评价。

某县级医院 2019 年国家三级公立医院绩效考核满意度评价指标数据是从国家平台导出的历史数据，见表 1.14。

表 1.14　2019 年国家三级公立医院绩效考核某县级医院病人满意度指标数据

满意度评价	53.门诊病人满意度	54.住院病人满意度
2019 年某县级医院值	94.82	96.78
2019 年满分	40	40
2019 年满分值	≥90	≥90
2019 年某县级医院得分	40	40

（3）运营分析。

可以看出，某县级医院 2019 年三级公立医院绩效考核运营效率及病人满意度指标均为满分。运营效率由 2018 年 5 项指标满分升为 9 项指标满分，2019 年运营效率合计得分 270 分，较 2018 年增加 18 分。2019 年门诊和住院病人满意度评价均为满分。

在管理模式上，该县级医院从粗放管理转向精细管理，门诊病人满意度从全市倒数几名跃升至省内第 7 名，住院病人满意度从全市倒数几名跃升至省内第 2 名。

运用科学规范的方法，挖掘各项指标背后的含义，对医院一定时期内的经营状况、运营效益进行定性和定量考核，得出相对客观和公正的评价，为后期精细化运营管理打下良好基础。

七、小结

与其他行业相比，医疗行业的特殊性和复杂性比较突出。随着我国医疗行业改革不断深入，医疗服务质量有了很大提升。与此同时，由于医院每天都要接待大量病人，而这些病人的各种信息数据十分庞大。在这一情况下，医院已经转变了传统的决策习惯，不再将之前的经验作为实施决策的主要依据，而是借助对相关数据的深度挖掘与利用，再以最终的分析处理结果作为重要决策依据。站在数据应用层面上来看，医疗事业数据挖掘和其他行业之间有着某种程度的不同，主要表现在两个方面：一方面是用于医院的内部管理，例如深入挖掘用药等；另一方面是用于临床研究。在上述两方面中，必须要对后者引起高度重视，因它与病人生命安全有着直接联系，正因如此，对数据进行挖掘与利用就显得尤为重要。

第十节　科室流程优化实务

　　管理学认为，组织运营的三大要素是人、流程和产品，其中，流程是组织的基本运作关键环节，直接影响人的行为，进而影响组织的文化，对确保组织功能的正常运转与协调一致十分重要。医院流程是医院实现其基本功能的过程，即医院向服务对象提供各种医疗及其相关服务的先后次序。医院流程有其自身特色，并且关系到病人安全，对严谨性要求极高。医院流程可分为面向病人的门诊流程、急诊流程及住院流程等。在医疗组织机构内，决策层不能单靠感觉来定位流程，而需要观察，通过流程数据或标准来找出流程优化的可能性。本书就科室流程优化发展历程、意义及在某县级医院三年半的实践经验，与同行进行探讨和分享。

一、流程优化的发展历程

　　流程优化始于企业流程优化和流程再造，从英文"Reengineering"一词翻译过来，也被翻译为"公司再造""再造工程"等，作为一种战略管理工具成为管理学中的一个特定概念。流程优化的目标是帮助企业从根本上重新思考如何提升客户服务品质，削减运营成本，从而在竞争中占据优势地位。其核心在于从思想上打破企业按职能设置部门的陈旧管理方式，代之以业务流程为中心，对企业管理过程进行重新设计，以期从整体上对业务流程进行确认，从而达到总体最优而非部分最优或个别最优。

　　国内流程优化的研究时间较为短暂，但也涌现出许多鞭辟入里的剖析与理解，为后来者的研究和实践流程优化理论提供了许多助力。在实践中，研究者总结出流程优化常需要的七个步骤：第一步，设定基本方向，即流程优化需明确战略、分解目标，并成立流程优化机构，设定优化出发点，确定优化方针，给出优化可行性方案。第二步，现状分析，即需对企业外部环境进行调查分析，对客户满意度进行调查，从现行流程出发进行分析，并设定流程优化的基本设想与目标，最终确定优化成功标准。第三步，确定流程优化方案，即管理者及团队需针对优化流程进行设计创立，确定流程优化设计方案及改造基本路径，并明确设定工作顺序和重点，进行宣传拓展和完善人员配备。第四步，制订解决问题计划，即管理者挑选近期应解决的问题并制订解决问题计划，成立负责小组。第五步，制订详细的优化计划，即管理者及团队需确定工作目标和工作时间，明确预算，分解任务和责任，明确监督与考核方案，实施行动策略与计划。第六步，实施优化方案，即管理者及团队需组建实施小组并进行人员培训，发动全员进行配合，对于新流程进行试验性启动、检验，最终全面采用新流程。第七步，继续改善行为，即对进入实施状态的新流程，管理者及团队需持续观察流程动作状态，并与预期目标进行比较分析，进行修正，修正后的新流程需进行制度化明确。这一流程优化步骤广泛应用于许多行业。

　　为何要在一个组织结构中实施流程优化，尤其是管理结构已经成熟甚至固定的组织中实施这种会引起巨大冲击的革新？在反复实践中，研究者总结出流程优化的重要意义：流程优化有助于促进组织内部和组织外部各种整合能力的提升，加强组织内部各部门之间的协调和跨组织工作；有助于增加组织累积流程知识的能力，搜集与汇总不同部门或单位的知识和经验，进而使企业增强学习能力；打破了传统以纸张为基础的管理限制，增强了组织运营管理弹性，提高了运营管理效率；可在充分运用工具特性的基础上，以更具弹性的工作方式满足不同客户的多样化需求，进而提升组织竞争力；跨组织流程再造将极大地提升组织外部效率和组织内部效率。

流程优化常在企业中发挥重要作用。随着私立医院、中外联合办医等医疗模式的出现，现代医院开始越来越多地借鉴和学习企业管理相关经验。

二、医院流程优化的发展历程

传统管理模式下医院流程运作复杂、效率低下，医患矛盾不断加剧。为解决这些问题，医院必须对其业务流程进行梳理和整合，才能在绩效衡量指标上取得优势，为病人提供更加优质、便捷的服务。现代医院管理目标是在提升医院服务效率的同时保证医疗服务质量和安全。国家提出"以病人为中心"，对公立医院进行改革，改善医疗服务质量，提高医疗服务效率，以病人安全为核心、病人满意度为标准对医院进行评价与考核。在这样的发展要求下，医院精细化运营管理的流程优化应运而生。

医院流程优化理论研究始于20世纪90年代，效仿企业管理中的流程再造，但尚不成熟，医院流程优化的实际应用处于起步阶段。这一阶段，许多专家学者通过理论研究逐步深入研究流程优化理论，并在实践阶段取得一定成果。值得一提的是，我国台湾长庚医院将工业工程思想引入医院管理中，借鉴台塑集团管理经验，结合医疗服务特性，以流程优化思想为指导，运用程序分析等方法持续改善医院服务流程和布局规划等，取得了较好的实践效果。

21世纪初期，公立医院为谋求自身发展，开始对外学习各种管理经验。四川大学华西医院正是在这一时期开始学习我国台湾长庚医院的优秀管理经验，于2004年4月8日开办四川大学华西医院第一期专科经营助理特训班，学习我国台湾长庚医院在流程优化、绩效管理、资源配置等方面的先进经验。流程优化理论在四川大学华西医院焕发出了新的光彩和活力。

三、基于医联体建设开展科室流程优化的意义

四川大学华西医院与某县级医院开展深化办医合作以来，把建设高标准、高质量县域医联体医院作为一项重要任务，着力促进某县级医院管理水平不断提高。县级公立医院普遍存在资源相对缺乏、管理模式比较僵硬等情况，需树立"以病人为中心"的服务理念，创新运营管理机制，开展以病人需求为出发点、以解决问题为导向、实现资源共享共赢的跨部门甚至跨医院的合作，为当地病人提供更加方便快捷的优质医疗服务，让当地病人获得就医幸福感，缩短病人往返跑路时间，满足病人就医需求，同时做好新冠疫情防控工作。故理顺医院及科室就诊流程，使流程顺畅，就显得至关重要。

四、科室流程优化案例

（一）门诊挂号缴费流程优化。

门诊是为病人提供基本医疗服务的主要场所，门诊流程是医院与病人接触最多的服务过程，在门诊流程中体现的医疗服务质量直接影响着病人对医院的满意度和信任度。因此门诊流程优化是实施精细化运营管理的战略措施，是将病人留在基层，进而促进分级诊疗体系建设的有效切入点。

1. 背景资料。

以医联体建设为契机，四川大学华西医院外派管理干部将四川大学华西医院精细化运营管理理念带到了某县级医院。做好精

细化运营管理，首先要通过深入调研，发现问题并提出问题。在调研中笔者团队发现某县级医院在每日上午某时间段的某些门诊挂号缴费窗口有排长队现象，最长的等待时间达 20 分钟，病人及家属有抱怨，分析原因如下。

（1）近三个月门诊量急增：自 2017 年 10 月医联体建设正式开始以来，2017 年 11 月至 2018 年 1 月，门急诊量较同期增长 23559 人次，增长幅度达 14.27％。门急诊量的增长给挂号缴费窗口带来较大压力。

（2）当地人习惯现场挂号，网上预约比例仅为 20％左右。

（3）门诊挂号缴费窗口功能单一：门诊建卡挂号和缴费在不同窗口进行。门诊一楼原有挂号窗口 7 个（东区 4 个，西区 3 个）、缴费窗口 5 个（东区）。挂号高峰时段（7：30—9：00），挂号窗口排队人数多，缴费窗口人数较少；而缴费高峰时段（9：00—10：00），缴费窗口排队人数多，挂号窗口人数少。

（4）自助机使用率低：自 2016 年医院投入自助机以来，一直未解决在自助机上挂号减免社保支付 6 元的问题，且设备摆放位置不合理，无工作人员引导，标识标牌不清、指向不明，自助机使用率低（自助挂号占挂号总数的 1.06％）。

（5）缴费方式单一，病人主要在窗口现场缴费。

2. 举措。

为缓解门诊病人挂号缴费窗口排长队的问题，该县级医院多措并举，优化挂号缴费流程，缩短病人平均等待时间。

（1）门诊窗口功能整合。

为提高窗口效率，增加并更换老旧 POS 机，将门诊窗口挂号和缴费功能进行整合，将门诊一楼原有的 12 个窗口缩减到 10 个窗口，均可同时进行挂号和缴费。此举可节省人力 2 人，节省 5 平方米大厅面积。为解决周一上午排长队问题，每周一上午 7：30—10：30 高峰时段，根据实际情况增开 1 个窗口，安排 1

名财务人员在综合服务台为病人提供预约取号及挂号服务。

（2）提升自助机使用率。

为充分利用自助机进行办卡、挂号、缴费，该县级医院与市人社局积极磋商，以实现自助机挂号社保减免 6 元。同时，在原有自助机上进行银联卡支付的基础上，增加了自助机上微信、支付宝、医保卡支付功能，门诊一楼规划出自助机办卡、挂号、缴费功能区，并制作醒目标识牌。每日 8：00—10：00，医院统一增派服务人员在自助机区域加强咨询引导，起到合理分流缴费的作用。

（3）实现诊间支付功能。

该县级医院从 2020 年 3 月起开通了诊间缴费功能。通过诊间支付，即"边诊疗、边结算"，将传统的窗口缴费环节转移到医生诊室，病人凭借微信、支付宝、手机银行、移动医保等支付渠道，实现不出诊室即可"秒缴费"，解决了病人窗口排队缴费、来回奔波跑路的问题。

（4）加强宣传，提高网上预约挂号率。

3. 成效。

通过三年多持续不断地进行门诊挂号缴费窗口流程优化，门诊病人满意度大幅提升。2019 年国家监测的门诊病人满意度由2018 年的 81.86％提升至 94.82％，从全市倒数几名提升至全省第 7 名。截至 2020 年，自助机动用率提升至总挂号量的10.31％以上。挂号缴费方式优化，多种挂号缴费方式并存，方便病人就医缴费。网上预约挂号率增加至约 40％。门诊病人挂号和缴费平均等待时间从 16 分钟左右缩短到 9 分钟左右。

门诊挂号缴费流程的优化是该县级医院的流程优化工作之一，近年来在医联体建设支持下，该县级医院也组织开展过多次流程优化项目，吸取了大量管理经验。通过此类项目实践，在运营管理理念指导下，基于医联体建设背景，使用工具方法，充分利用信息化建设手段,实现了场地资源的有效利用,达到真正优化流程的目的,为病人提供了更加方便快捷的诊疗服务,让病人及家属更加满意。特别是在新冠疫情发生后,门诊挂号缴费流程的优化,对疫情防控起到了至关重要的作用。

(二)同四川大学华西医院建立对某县级医院放疗病人上下转诊流程。

四川大学华西医院与某县级医院进行医联体建设后,通过"管理+技术输出""在位+在线服务"方式,为当地病人提供了较方便的就医流程,在一定程度上改善了病人的就医体验。但是,因当地区域医疗卫生条件所限,医疗设施设备配置不全,还不能完全满足病人就医需求。调研发现,当地区域内无直线加速器配置,无法进行癌症病人放疗。癌症病人放疗时,需自行到当地区域外医院就诊。为优化癌症放疗病人就医流程,真正实现分级诊疗目标,充分利用四川大学华西医院的优质资源,该县级医院深入调研,梳理了绿色转诊流程,提出了有效转诊措施。

1. 某县级医院癌症病人就医现况调研。

(1)某县级医院收治癌症病种及病人治疗现况。

从某县级医院出院明细中提取数据得知,2017 年 1 月至 2020 年 7 月,医院共收治出院的癌症病人 276 人次。癌症收治涉及的科室主要为妇科、普胸科、普外科、泌尿外科等,癌症病种分布:妇科癌症占 36.6%(宫颈癌 33.7%、卵巢癌 2.9%),消化系统癌症占 32.25%,肺癌占 7.25%,食管癌占 7.97%,乳腺癌占 10.87%,鼻咽癌占 1.09%,泌尿系统癌症占 2.17%,其他癌症占 1.80%。

某县级医院对这些癌症病人开展的药物治疗有泌尿外科、普外科、胸外科的化疗与靶向治疗,妇科的化疗、内分泌治疗。该县级医院目前无放疗、热疗、核医学等治疗手段。

(2)某县级医院所在市癌症病人就医现况。

从某县级医院所在市医保局统计数据资料分析，2018 年 11 月至 2020 年 7 月，某市医保报销的癌症病人人数为 2302 人，先后就诊 6624 人次，某市癌症病人就诊次数占总就诊人次的 38.99%（其中来该县级医院就诊的癌症病人就诊次数占总就诊人次的 29.48%）。

（3）某县级医院所在市直线加速器配置情况。

某市区域目前无一家医院配置直线加速器。

（4）某县级医院所在市医保癌症病人到四川大学华西医院就医费用报销情况。

同某市医保局沟通后了解到，某市医保癌症病人到四川大学华西医院就医产生的费用，能按照当地医保局报销要求进行报销。

（5）某县级医院所在市癌症病人放疗困难点。

某市区域癌症病人需要放疗时，病人需要自己到市外其他医院进行放疗，无畅通的放疗绿色通道，无全程健康跟踪管理机制。

2. 建立某县级医院放疗病人上下转诊就医模式。

以某县级医院病人为基础，借力四川大学华西医院放疗科肿瘤医生优质资源，搭建起华西－某县级医院肿瘤治疗一体化平台。

（1）建立合作团队。

由四川大学华西医院放疗科医生同某县级医院相关科室医生（主要为妇科、普胸科、普外科、泌尿外科等）组成项目合作团队，相关专业（放疗腹部组、胸部组、头颈组）搭对子，对癌症病人进行规范治疗。癌症病人手术及化疗在某县级医院完成，需放疗时，能有序而方便地转诊至四川大学华西医院放疗科。

（2）搭建有效沟通平台。

两院均留存对方医院相关医生电话，建立华西－某县级医院放疗微信群，群内公布每周四川大学华西医院放疗门诊医生名字及坐诊时间，如有变化，提前告知某县级医院相关科室医生，以加强沟通交流，保证病人得到及时有效的诊治。

（3）开展远程联合查房。

远程联合查房由四川大学华西医院放疗科医生同某县级医院相关科室医生共同完成，每周一至周五均可进行，四川大学华西医院放疗科每日每个亚专业均安排一位放疗门诊医生在看放疗门诊病人的同时兼做远程联合查房（以利于充分利用人力资源，节省人力成本，同时保证远程联合查房顺利开展）。远程联合查房的时间安排，由两院相关医生直接对接。同时，两院均配置好远程联合查房机。

（4）理顺癌症放疗双向转诊流程。

在某县级医院术后确诊癌症的病人，如有意向到四川大学华西医院放疗科放疗，病人的病理标本需送至四川大学华西医院病检。待四川大学华西医院病检报告出来并确诊后，通过远程联合查房，由四川大学华西医院放疗门诊医生预约好放疗门诊时间，病人按照预约时间到四川大学华西医院放疗门诊就诊。病人第一次到四川大学华西医院放疗门诊就诊时，需先到护士站报道，并按照以下流程操作。

• 挂号在自助挂号机（医技楼二楼）完成，当天挂全天的号，不提前预约。

• 挂号后到护士站报道，然后到相应诊断室就诊。

• 医生开单并缴费后，到医技楼一楼放疗窗口（可设优先窗口）登记，之后按放疗卡上指导先制膜（医技楼二楼体位固定室）、后定位（CT在体检中心、MRI在医技楼一楼），做完定位后回家等电话通知（需2~3周）。到医技楼一楼放疗窗口办理缴费手续（社保病人需办好门诊特殊治疗手续），部分病人需要复位。

·病人在等待放疗期间，回当地办理门诊特殊治疗手续，解决放疗报账问题。

·病人在放疗期间请务必清楚主管医生坐诊时间，每周按时随访。

·病人放疗期间出现各种问题，请第一时间找放疗门诊护士询问或电话咨询。

·放疗结束后复查（主管医生与病人确定复查时间及项目），病人在华医通 APP 上预约主管医生肿瘤专科号，到大门诊就诊，不再到放疗门诊就诊。

·放疗结束后至少 45 天到护士站领取放疗小结资料（部分由医生出具的放疗小结资料不在护士站领取），不着急的病人可在第 3 个月复查的时候领取，具体细节请病人到放疗门诊护士站咨询。

·病人在四川大学华西医院放疗门诊完成放疗后，若需要进一步支持治疗，进行远程联合查房，必要时转回某县级医院完成后续治疗。

（5）注意事项：①病人首次在四川大学华西医院放疗门诊就诊，需提供相关资料，包括病理报告（院外病人病理报告需四川大学华西医院病理科会诊）、出院证明、影像检查及特殊检查报告单。②在四川大学华西医院自助挂号机上挂号时，需带上就诊卡，支付方式有银联卡、支付宝、微信，不支持现金支付。

（6）参加联合查房的医生绩效分配。按照两院分别的绩效管理原则进行相应激励，体现医生劳动价值。

3. 癌症放疗双向转诊模式的优势。

（1）满足某县级医院放疗病人诊治需求。

为某县级医院放疗病人提供方便、快捷、及时的全程跟踪治疗，使放疗病人的放疗流程更加规范。

（2）真正实现医联体建设下分级诊疗目标。

构建某县级医院放疗病人双向转诊模式，向四川大学华西医院上转放疗病人，同时，吸引更多某县级医院所在市的区域及周边放疗病人到该县级医院就诊。汇聚四川大学华西医院及该县级医院所需目标病人，实现四川大学华西医院和该县级医院经济效益和社会效益双赢。

4. 癌症放疗双向转诊模式建立的难点及解决方案。

（1）前期需要投入，且收效可能较慢。需要四川大学华西医院和某县级医院双方的积极合作。

（2）病人具有就医自由选择权，且转诊手续烦琐与就医路程远可能会影响病人的选择。因此，绿色通道的搭建会成为有力的吸引手段。如果双向转诊模式磨合好，上转四川大学华西医院的病人很多，也可以考虑专车接送病人。

5. 试点运行。

2020 年 10 月 16 日下午四点，在某县级医院外四科首次开展了同四川大学华西医院放疗科的远程联合查房设备对接工作，经过两院信息中心工程师调试，已可以成功开展远程联合查房。

2020 年 11 月 25 日下午，按照远程会诊线上预约时间，四川大学华西医院放疗科教授与某县级医院教授开展了首位华西-某县级医院放疗病人的远程联合查房，病人按四川大学华西医院放疗科教授治疗意见前往四川大学华西医院放疗科进行诊疗。之后，某县级医院相继开展了多例放疗病人的远程联合查房。

进行远程联合查房后，某县级医院运营管理部专科经营助理对远程联合查房结果及专家建议进行登记并联系病人，主动跟进病人前往四川大学华西医院就医后的情况，直到理顺双向转诊流程。该项目的开展为放疗病人建立起了可以自主选择的双向转诊绿色通道，让病人到四川大学华西医院放疗更加方便快捷，深受病人及家属的好评。

第十一节　医院空间管理实务

医院是一个与健康、生命相联系的场所，不仅需要医生高超的医技和先进精良的设备，良好的室内环境和气氛营造也是关键因素之一，所以，医院管理者一定要高度重视医院空间设计。在充分满足医疗器械设备功能要求的同时创造人性化的医疗空间，是现代医院室内设计应达到的核心目标。

一、概述

（一）医院空间管理的定义。

医院空间管理是指医院各功能性区域（医院的功能性区域包括门诊大厅、诊室、ICU、各医技科室、治疗室、手术室、输液室、病房、药房、护士站、等候区、休息区、陈列区、办公室、走廊、电梯间、洗手间、应急安全通道、停车场及 VIP 专用通道等）的空间布局、装饰陈设等微观空间的进一步细化、优化和改进，以满足医疗科技进步需要、客户变化需求和医院经营需要。医院空间管理直接影响就诊者的现场体验、现场服务以及就诊流程的科学高效运转，因此是医院运营管理很重要的环节。

（二）医院空间管理的重要性。

我国智慧医院建设持续深入并取得了令人瞩目的成就。智慧医院建设改善了医院诊疗效率和服务质量，为医院优化资源和提升效率提供了基础架构和数据支持。智慧医院主要基于互联网平台，将云计算、物联网技术结合智能终端设备等技术手段，实现诊疗流程和相关信息智能化、电子病历共享与社会化、建筑智能化等。建筑智能化是建设智慧医院的重要一环，具有现实研究意义。

医院环境是医院从事医疗保健所处的一切外部环境。随着现代医学新模式的确立，医疗服务从供给型向经营型转变，大大拓展了医学空间的深度和广度，医院将从单纯治疗疾病的场所演变为具有诊疗、预防、康复等多种功能的健康服务中心，人们对医院环境的要求将越来越高。在市场经济规律的作用下，病人自主择医成为必然，就医环境处处体现"以病人为中心"的医院必将成为首选。由此可见，医院环境已经成为现代化医院最直观、最不可缺少的条件。

越来越多的医院管理者意识到，卫生服务环境是衡量医疗质量及病人满意度的重要决定因素，它直接影响医疗机构在市场竞争中的优势。医院环境不仅是医院形象的具体展现，而且对医院各项工作具有积极的推动作用。

优质医疗环境可以使病人产生并保持愉悦心情，满足病人各种医疗、护理、生理及精神舒适需要。大量研究表明，环境因素是病人整个医疗经历的重要组成部分，病人对服务质量的评价主要基于他们的期望值与实际接受服务的情况相比较的结果。医院环境是影响病人就医体验很重要的因素。

为病人创建一个难忘的医疗环境，本身就是医疗服务内容之一。由于疾病，病人生活失去了原有的平衡，生命能量被削弱，而此时医疗机构若能周密思考病人所需，为他们提供良好的就医氛围，无疑会提高病人的满意度和医疗质量。

优质的医疗环境，可为医院创造一个适宜正常开展医疗活动和保证医疗质量和医疗安全的环境。同时，为医务人员提供良好的工作环境，可以极大地缓解医务人员的工作和学习压力。医院良好的设计流线可以给临床工作带来便捷，避免病人拥挤等。

空间布局方式不同，给人带来的影响和感受也不同。随着人们生活需求和期望值不断提高，人们对空间布局的需求也日益提高。医院作为一个特殊场所，其定位和家居空间有所不同，它需要满足更多人使用上的基本需求，当这种基本需求满足之后，应该向其使用者提供惬意、舒适、放松、自然、轻松的环境，这样更加有利于病人康复，减轻病人心理压力。医院空间布局应该最大限度地保持其原有的自然风格与景观环境，只有将空间环境融入自然之中，才能给体验者带来最舒适且最真实的感受。

根据当下医院空间布局设计理念，医院空间布局是一项综合性工程，它不仅要满足病人的需求，也应当具备灵活性。在当下社会飞速发展的过程中，医院空间布局正在经历一次次挑战并得以优化。现阶段，我国对医院空间布局提出了新的要求，要求将空间布局和人性化环境融为一体，给人们带来更好的体验感。室内空间设计不仅是对室内空间的三维设计，而且包含很多设计因素与设计要求，包含视觉感受、行为知觉、施工的技术和表达、经济优化、功能合理等多个方面。

（三）医院空间管理的复杂性。

医院空间管理的复杂性体现在功能多样性和需求多变性。医院空间要实现所需要的复杂功能，必然需要复杂的构成，包括建筑、结构、水、电、消防、气体、设备、绿化等。这些构成要素需要协同作用才能发挥医院空间的整体功能，以支撑复杂的医疗活动。同时，这些构成要素还需满足专业规范要求。医院空间具有三维特征，既有面积上的需求，也有三维空间上的需求，例如设备高度及操作需求导致医院空间有净高要求。

医院空间应根据使用需求具有重要物理性能，包括隔热、隔音、隔光等。医院空间需具备一定环境性能，包括友好性、洁净性、符合要求的温度和湿度等。医院空间服务于医疗活动，具有功能上的复杂性。在宏观上，医院类型不同，其功能也不同，例如中医院、专科医院、康复医院等具有不同的空间功能要求。在中观上，医院急诊、门诊、住院、医技、保障、科研等都具有差异化的功能要求。在微观上，一些特殊用房，如内镜中心、手术室、放疗中心、高压氧中心、隔离病房等具有功能属性上的复杂性，这给医院的空间设计、建设和运营管理带来了挑战。和其他建筑空间相比，医院空间具有极强的专业性，这种专业性不仅体现在需要水、暖、电等基本专业建筑设施设备方面，也体现在防护、气体、物流、实验、家具等专业化后勤或医疗服务设备方面，还体现在安全的物理环境方面，如空间装饰、光、热、声和设备运行环境等。

医疗空间也是医疗服务的重要资源，具有价值性和有限性，这是医院空间管理的重要挑战。空间管理的主要目的是最大化发挥空间价值，通过高效的空间利用实现空间保值和增值，从而支持高效的医疗服务活动，提升医院运行效能。从整体上看，医院空间具有有限性、固定性、相互之间无法随意替代以及不断更新等资源性特征。

医院各个功能空间不是孤立的，相互之间具有复杂关联性，具有空间上拓扑特征。医院空间分布不同，既有平面上分布，也有垂直方向上分布，具有位置分布和关联的复杂性，同时，医疗空间的价值发挥和医疗工艺具有复杂关系，这为空间组合和优化带来了巨大挑战。医疗需求和医疗服务技术在不断发展，这就导致医院空间变化十分频繁，具有动态复杂性，这是医院空间全生命周期管理的重要挑战。如何应对动态变化的复杂性，是医院空间管理者必须要思考的问题。

二、医院空间管理要点

（一）医院空间设计理念。

1. 人性化设计。

人性化设计在社会中的应用不断增强。医院室内设计主要涉及隐私、无障碍、识别系统以及智能设计等方面。目前，病人对医疗的需求不断增加，不仅在心理上需要得到安慰、理解和尊重，对医疗环境的需求也在不断增加，如在对肾透析室进行室内设计时，把病人和透析机相连接，仪器要求足够的照度，病人在开始进行透析之后，可以间接进行照明；如在对儿科进行室内设计时，为减轻孩子的心理负担，给孩子营造一个更好的医疗环境，可使用一些符合孩子心理的、比较活泼的颜色搭配，儿科护士站的颜色活泼，可以转移孩子的注意力，在很大程度上降低孩子的反感情绪等。

人性化设计还体现在无障碍设计方面。医院室内空间设计中，无障碍设计显得十分重要。比如设计无障碍坡道、卫生间以及电梯专用按钮与引导系统，在公共电话、问询处、导诊台等都要设置一些低台面，以方便行动不便的病人使用。卫生间是医院内的重要区域，在对其进行设计时，可以对平面进行科学合理的布局，还可以与感应洁具等相结合，尽量减少人员和公共场所物品接触，防止病菌感染。对病房进行设计时，需要从病房风格和细节进行处理，可以和酒店设计思路相结合，设计一种温馨氛围。另外，诊疗带在病房中属于标志性设备，对病人有负面心理作用，对其进行隐藏，可以使病人心理压力得到缓解。

2. 理性化设计。

理性化设计主要体现在防止滥用高档材料和浪费不可再生材料，防止对自然环境造成破坏，选择节能设备，在医院室内设计上预留发展空间等方面。医院室内装饰材料需要按照建设人员投资和使用人员心理及行为需要，以医院实际需求为基础，加上设计人员个人审美等因素，进行严格选择。医院对材料质量也有不同要求，特别是在一些功能性封闭空间内，对材料的环保、安全、耐用、抗菌、抗污染、舒适等方面有更高的要求。另外，医院室内环境具有特殊性，应尽可能使用预制成品在现场安装，施工场地中严格控制材料带来的各种污染。设计人员需要在材料选择上展示出自己的理念和目的，这也为材料的选择和把握提出了更高要求。

3. 个性化需求。

结合医院文化，塑造独特文化特色与品位。不仅要塑造出宜人简洁空间，还要注意个性化需求设计。按照医院空间使用档次与功能的具体要求，设计出风格不同的空间，比如从色调上根据不同科室实际情况考虑病房需求，以此来缓解病人的心理压力。

（二）医院空间设计原则。

1. 实现人性化设计原则。

医院室内空间如果实现了"提升医务人员幸福感和消除病人恐惧感"这一目标，就实现了人性化设计。首先要协调好各医疗功能单元之间的关系，并解决好每个医疗功能单元内的衔接问题。例如，门诊、急诊类的功能单元，包括分诊、挂号、收费、各诊室、急诊、急救、输液、留院观察等，进行空间设计时要求达到高效、安静、减少病人恐惧感等目的，防止人流交叉、拥堵。其设计手段如下：分别梳理病人和医务人员动线，调整平面布局，从而形成高效空间。这样不仅能方便病人就诊，还能有效提高医务人员的工作效率。

医院室内设计要满足人流量需要，合理运用造型、色彩设计，同时结合灯光等，营造一个温馨、舒适的氛围，以舒缓病人紧张、恐惧等不良情绪。

2. 满足医疗使用功能要求原则。

医院建筑，特别是综合医院建筑，是功能复杂、变化快的民用建筑。医院功能包括医疗服务、护理服务、后勤服务、行政与管理四大部分，而从现代医院的组成上看，现代医院大都是医疗、教学、科研三位一体的医疗中心，这无疑增加了现代医院功能构成的复杂程度。因此充分把握现代生物医学、整体医学模式所要求的使用功能，了解最新的医疗器械设备使用环境要求，使得流线组织合理化，让各功能空间处于高效、有序运作状态，是医院室内装修设计最为基本的原则。

另外，医院室内装修关键的一点是满足医疗使用功能要求，在此基础上，进行人性化、家庭化设计。例如，每个病房都配有电视、电话，并设有卫生间，内设洗面盆、坐便器和淋浴器等，让病人感到亲切温馨，如在家一样方便，尤其是为身体虚弱的病人专门配置坐浴凳、扶手，从而体现出医院的人文关怀。

3. 技术性与艺术性相结合原则。

将技术性与艺术性有机结合，是现代医院室内装修设计的重要原则。医院空间氛围给人带来的影响不容忽视。众多研究表明，除了手术、药物等可以起到治疗作用，良好的就医环境，如自然采光、能够看见绿色等，都有利于病人康复，因为阳光、空气和水是人类生存的重要条件。

在医院室内设计中，如何实现医疗设施与室内设计一体化是一个不能忽略的问题，如设于病房顶棚上用于悬挂输液瓶的滑轨，设于墙面用于连接吸引器、信号灯、电源管道等的医技设施，都须与室内设计要素整体考虑，否则会使得室内空间显得凌乱。

医院室内设计应贯彻"人性化、功能化、生态化"的设计理念，打造一个温馨、人文、科技的诊疗环境，满足医患生理、心理需求，以提升医院文化形象，提高医院竞争力，最终使医院达到持续发展的目标。

（三）医院空间设计要点。

1. 基于病人生理需求优化配置。

就医物理环境对病人的影响是不言而喻的，物理环境除了空间布局和装潢材质等硬环境，还包括色彩环境、光环境、声环境、空气环境和安全环境等软环境。色彩对治愈疾病有正向作用，这已经被科学研究所证实。因此，医院不同科室针对不同的病人需求可以在相应空间配以相应颜色或颜色组合来增进疗效。同样，光环境不仅对病人心情有极大影响，而且也影响医务人员工作效率，应最大限度地利用室外自然风光和景观，使室内空间充满阳光与活力。在人工光源使用上尽量使用集中性光源，太暖会影响医院观察，太冷会影响病人情绪。声环境主要是减少噪声污染，有条件的医院可以应用音乐疗法，根据不同病人需求配以不同音乐背景。空气环境主要是指医院空气的温度、湿度、清洁度、气味等，其中空气清洁度是病人最关心的。全空调环境可以防止空气传播，为空气流动和过滤提供控制手段，有条件的增值医疗性医院（比如美容医院等），可以考虑香氛设计。最后是安全环境。建筑空间设计要遵循国家关于医疗行业的建设标准《综合医院建设标准》，该标准规定病房楼不宜设置阳台等。另外，安全环境还要考虑建筑设施和家具的防磕碰设计、地板防滑设计以及防灾防盗设计等。总之，安全可靠的就医环境能让病人放心、放松，从而有利于诊疗和康复。

2. 基于病人心理需求优化改进。

病人就医空间需要体现专属性、私密性、交往属性和归宿感。在共用空间，就医的病人彼此陌生，而人的生物学天性中的不安全感对所在空间有专属性要求，病人更是如此，因此可以利用一些小物品、家具的不同布局，适宜舒适的空间距离等来进行区隔，这对专属感的确立有显著作用。私密性比专属性要求更高，健康状况本身就是个人隐私，特别是在医院问诊、检查、治疗、手术以及病房中，可能涉及病史、体征、健康数据、身体部分裸露等，使病人对隐私格外关注。因此医院应创造条件保护病人隐私，比如问诊、检查、治疗和手术时无关人员免进，住院病房中设置围帘等都是行之有效的方法。交往是人类的天性，特别是病人，更需要看望和慰问。因此医院尽量设置一些交往空间和滞留空间，满足病人的社交愿望。现代医院的病房大都注重营造一种家庭式氛围，让病人有归属感，从而更加有利于康复。有条件的医院可以设置家庭病房、VIP 房间等，让病人有宾至如归的归属感。

3. 基于医院文化和品牌属性优化改进。

这种优化改进主要体现为医院文化和医院品牌属性方面的装饰和陈设。这些装饰和陈设除了在特定区域专门设置（比如医院史或者荣誉陈列室等），一般都穿插设置在医院各个空间布局中，比如指示牌上的 LOGO 标志、电梯门上的贴图等。这些不仅是医院文化的表现和展示，也是医院品牌的宣介和传播。医院可针对目标病人的定位和属性，有目的地在上述既有布局、装饰和陈设上加载属于特定品牌的标志或陈设，以体现对目标病人的特别关注，让他们有品牌归属感。

三、医院空间管理案例分享

为给体检客户营造更舒适的体检环境，某县级医院打造 5000 平方米四层楼标杆式体检中心，一层设接待大厅、放射科客户更衣室、工作人员办公室、资料室等，二层设候检厅、男女宾独立体检区，三层设会议室、职工餐厅、VIP 体检区，四层设男女职工更衣室。根据医院总体布局，新体检中心空间规划工作由分管运营管理部的院领导牵头负责。于 2020 年 9 月，由运营管理部、体检中心、基建科、设计公司工程师等多部门组成 MDT 团队，外出参观学习，经过多次商讨，提出非常细致的业务需求和设计内容，由设计公司工程师反复修改设计方案，在院长办公会和党委会上进行汇报，获得一致认可。现将此方案要点总结如下：

（一）项目设计要求。

1. 设计符合建筑相关规范、节能要求、卫生学及人体工程学相关要求。

2. 重点对装修造型、色彩、灯光、内部功能布局及空间环境进行考虑，使装修风格与体检中心建筑整体空间相协调。

3. 功能分区和交通流线的布局符合全院整体规划。

4. 突出体检中心的文化内涵。

（二）项目设计依据。

1. 体检中心设计任务书及装饰标准要求。

2. 体检中心原始建筑图。

3. 遵循《综合医院建筑设计规范》。

4. 遵循《综合医院建设标准》。

5. 遵循《高层民用建筑设计防火规范》。

（三）项目设计理念。

项目设计中充分体现"以人为本"理念。

1. 体检客户：为客户提供一个良好、宽松的体检环境。采用大空间设计手法，选用较为高档、简洁、耐用的材料，营造温馨氛围，淡化体检客户的恐惧、抵触心情。

2. 工作人员：为工作人员提供一个方便的工作环境，有完善的功能分区，使工作人员在舒适、高效的环境中工作。

3. 医院管理者：有限投资，最大回报，对体检中心的管理方便快捷。

（四）项目设计原则。

1. 明确功能分区，把握洁污分流，保障工作人员及体检客户的安全。

2. 合理设计流程，使体检中心能够满足使用要求。

3. 通过对建筑细节的把握和处理，体现体检中心人性化设计理念。

（五）体检中心室内系列设计。

1. 空间系列设计。

体检中心室内空间设计除了延续建筑设计，还需要充分结合客户心理活动进行精细化设计。客户从外部进入体检中心接待大厅，再依次走完相应的体检环节，每一个环节的不同心理需求对应不同的空间需求。在充分满足客户心理需求的条件下进行分项设计。在大厅设计上采用亚洲大空间设计手法，用材较为高档、简洁、耐用，突出体检中心权威感。而在候检厅、休息区、VIP检查室等中小空间上，借鉴小尺度、亲和的设计手法，材料色彩较为温和，体现温馨感，使体检客户有"家"的感觉，心情平和地接受检查。

2. 典型空间及标准部位系列设计。

体检中心一、二、三楼在建筑格局设计上相同或相似，室内设计也应对相同或相似空间进行统一设计。对很多相同部位，如护士站、卫生间等，进行标准化设计。无论建筑规模多大，在室内各处有相对统一设计，能统一整体设计格调，也能使设计师的设计效率大为提高，同时节约材料采购和施工的时间和成本。

（六）文化氛围系列设计。

一个现代化体检中心应具有相应文化，把体检中心文化通过室内设计展现出来，就是体检中心文化氛围系列设计。

文化氛围系列设计内容很多，可以在共享大厅树立有象征意义的抽象雕塑，候诊厅内通过电子显示屏展示体检中心管理理念、宣传口号、对体检客户的服务承诺等，也可以在走道墙面上设置健康常识教育、体检中心历史介绍等，还可在主要走廊线路上展示体检中心专业设备和技术介绍等。

文化氛围室内设计结合体检中心的企业形象识别系统（Corporate Identity System，CIS）、视觉识别（Visual Identity，VI）组成了体检中心形象的立体设计，这是对体检中心内涵最简洁、最有效的展示，使体检客户增添了对体检中心的了解和信任，也缩短了体检客户和工作人员的心理距离。

（七）色彩系列设计。

多年来，白色一直是我国医疗空间色彩的主角，一方面它给人留下圣洁印象，另一方面又让诸多体检客户感到冰冷、苍白、缺少生机。因此，体检中心在确定标准色时，不仅要考虑色彩识别功能，还要注意色彩对体检客户心理的影响。

根据美国色彩学家研究，温和欢愉的黄色能适度刺激神经系统，改善大脑功能，对肌肉、皮肤和神经系统疾病有一定疗效；紫色可以松弛神经、缓解疼痛，对失眠和精神紊乱可起一定调节作用，同时还能让人安静；平静的蓝色能舒缓肌肉、神经。

本次方案设计充分共享以上理念，将暖色作为医院主色调，使体检客户有"家"的感觉，心情平和地接受体检。

在色彩搭配上采用大面积柔和色彩与局部明快色彩搭配、大面积同色系与局部对比色系搭配，增添舒适性。

色彩设计上，选用米黄、米白等颜色作为主要颜色，局部点缀深色，提亮整个空间感，吊顶造型运用现代手法，结合实际建筑环境进行设计。

（八）光照系列设计。

传统医疗场所给人的感觉是大厅暗淡、走廊昏暗。提高照度是改善室内环境最简单、最直接有效的方法。

某县级医院结合国内现状和实践，认为体检中心室内照度分不同区域，至少为 400～600lux。

在光源选用上，克服单一色温照明，合理搭配冷暖光源，多路控制，运用柔和反射光和漫射光营造体检中心特有的光环境。

检查室内灯是常见的 600mm×600mm、带有聚苯乙烯（ps）板的格栅灯，光源是普通的日光灯灯管，透过聚苯乙烯磨砂板照下来后是偏黄的柔和暖色。灯池没有特别的形状，走简单实用路线，把功用性放在最基本位置。顶灯设置满足客户夜间活动照明需要。

（九）导视系统系列设计。

好的标识系统设计会给体检客户留下深刻、美好的印象，使其心情舒畅。这何尝不是一种无形投资和有形服务。人性化体检中心完全不同于过往传统形式，一切以客户为中心，为客户考虑。

（十）检查室系列设计。

检查室设计需具备现代、专业、温馨与放松的元素，并与整体风格相协调统一。

1. 隐私性较高的检查室，如超声检查室、内科检查室、心电检查室等，可配置男宾检查室、女宾检查室。

2. 检查室内及检查床旁的围帘设计，节俭有效，可以保护客户隐私。

3. 设置专家会诊间及远程会诊间，方便疑难病症检查和诊断，为体检客户提供更加方便快捷的诊治路径。

4. 检查室可双开门，设置 VIP 门铃。门铃设置最好有识别性，可以是人脸识别，能识别 VIP 客户领检人员（医院的工作人员）。这样设置有两点好处：①避免 VIP 客户不断按门铃或按门铃得不到检查室内医生回应；②如果采用检查室双开门设计，普通客户看见工作人员进入检查室，心里的好受程度远胜过 VIP 客户直接进入。

5. 在空间、人力、设备足够的情况下，尽可能单独设置部分 VIP 检查室，拥有独立体检绿色通道，为 VIP 客户提供方便快捷的体检服务，以满足不同层次的体检需求。

（十一）CT、MRI、DR 等放射性大型仪器放置楼层。

1. 大型仪器尽量放置在体检中心一楼，避免因电梯间较小、设备重量大，影响仪器搬运及安装维修。

2. 具有放射性的检查项目集中设置在一楼，其他检查项目设置在其他楼层，减少放射辐射对客户的不良影响，同时有利于集中统一的规范化管理。

（十二）厕所系列设计。

厕所设计要求简洁、干净，与整体风格相统一，需要考虑厕所布局位置的四个方面内容：①彩超检查需要涨尿的情况；②尿液、大便等排泄物收集情况；③VIP 客户使用方便的情况；④气味、通风等情况。

（十三）急救室系列设计。

在采血区旁设计急救室，准备急救设备，以备体检客户因为晕血等特殊情况的紧急救治所需。

（十四）储存柜系列设计。

储存柜的设计很有必要，特别是冬天，体检客户穿着厚重，涉及需要脱衣检查的项目时，如果手里还得拿着体检表格，很不方便，可能出现衣物占座的情况。这样既不安全、不方便，又占了其他体检客户的座位。在抽血室及放射检查室（CT、MRI、DR 等）附近，可充分利用墙壁空间及室内空间进行储存柜设计。

（十五）一楼大厅系列设计。

一楼大厅是体检中心的门面，需要精心装饰，充分体现医院体检中心的人文关怀元素。设置大厅 LED 屏幕，作为医院体检中心的信息窗口，传递医院相关信息及日常通知。大厅区域可设置体检中心信息及人员信息的展示标识。同时，设置休息等候区域。大厅的设计要显得宽敞明亮、温馨怡人。

（十六）护士站系列设计。

护士站的位置与功能布局都非常重要，除了本身必备的功能，它还具有导向、指示、咨询等作用，在照明和指示系统上应更合理。

（十七）电梯厅系列设计。

电梯厅色调上考虑大面积的同色系及局部的深浅对比，顶面、地面设计手法要相呼应。

（十八）儿童陪护区系列设计。

在与整体风格相统一的前提下，给儿童提供一个安全、舒适、有趣的活动空间。

（十九）候检区系列设计。

候检区需宽敞明亮，设置视频播放装置，可以是电视机，也可以是投屏，播放内容可以是体检中心简介，也可以是相关疾病的治疗与预防知识，如医院专家健康讲座的视频，还可以进行体检新项目、增值服务、节假日优惠活动的宣传等。

（二十）过道系列设计。

过道的整体风格应与大厅风格相呼应，设计元素及设计材料运用统一。过道墙壁上一是可以挂本地的特色建筑、风景壁画照片，二是可以将专家的健康建议、鼓励体检的佳句进行装裱挂上，三是设置专栏将客户的感谢信、建议进行贴示，在展示成绩的时候也显示出对客户建议的重视等。

过道墙壁涂料颜色尽量采用白色，避免在以后加装时，新调制涂料与既往墙壁颜色存在色差，影响整体效果的呈现。

（二十一）一次性消毒床布的使用。

一次性消毒床布可有效降低体检客户之间病菌传染的可能性，提高客户体验度，但会增加体检中心项目成本，建议可在VIP房间使用。

（二十二）投射灯具的使用。

投射灯具可以减少实体标识的使用，节省费用成本，而且投射内容可以根据需要及时进行调整，非常方便。

（二十三）体检中心信息化建设。

1. 体检前信息化调查小程序。扫描二维码，进入体检前信息化调查小程序，进行个人信息采集、疾病史、心理疾病方面的调查，预约体检套餐，通过检前调查，缩短前台工作人员问询、调查时间，避免出现排长队现象。

2. 体检后报告进程结果查询小程序。客户体检完毕后，可以通过该小程序查询体检报告的进程和结果。

3. 市场调查小程序。该程序建议设置为体检后报告进程结果查询小程序前的一个必填问卷。虽然市场调查对于医院掌握体检客户的心理动向很重要，但这点体检客户往往不重视，体检客户重视的是体检结果什么时候拿到，所以在体检后报告进程结果查询小程序前加上市场调查小程序，可以保障市场调查顺利进行。

4. 排程系统。排程系统是健康服务部必备的信息化设备之一，可以达到有效分流的效果，避免排长队、等待的情况。

（二十四）体检餐厅设计。

为体检客户提供一个简洁、安静、温馨的就餐环境。根据实际情况，体检中心可分设普通餐厅和 VIP 餐厅。

（二十五）其他。

设置心理咨询门诊、中医门诊、营养门诊、皮肤美容诊疗室。某县级医院以上学科无住院病房，而门诊检查治疗区域很有限，相应病人治疗需求量却逐年增加。把健康服务部的部分空间规划给这些科室，作为这些科室的部分诊断治疗空间，这样既可以方便相关病人的就诊，又可以解决因门诊空间不足限制科室发展的难题。

第十二节　县级医院手术室管理实务

随着医药卫生体制改革的深入，公立医院必须应用现代化医院管理制度积极探索医院精细化运营管理。医院通过设置横向枢纽式运营管理部，建立专科经营助理运营制度，推行职业化运营管理与专业化医疗管理有机结合，构建精细化运营管理模式，建立信息化数据监测与评价体系、医院精细化运营管理推进反馈体系、医院精细化运营管理效果评价体系，提升科室运营管理精细化与科学化水平。

　　某县级医院麻醉手术室位于住院大楼顶层，为住院手术中心，建筑面积约 1600 平方米，共有手术间 12 个，含 1 个百级手术间、3 个万级手术间及 8 个普通手术间，目前科室共有麻醉医师 17 人、手术室护士 31 人，麻醉和手术室实行集中管理。门诊手术室位于门诊大楼四楼，拥有 4 个手术间，住院中心手术室和门诊手术室依旧延续分散式管理模式。

　　麻醉手术室是体现整个外科专业技术能力的重要支撑平台科室，工作节奏快、突发事件多且工作量大，手术室护理质量会对手术安全性、医疗效果产生直接影响。因此试行手术室精细化运营管理模式对于保障手术效果以及病人生命具有十分重要的作用。

　　由运营管理部安排一名资深专科经营助理负责麻醉手术室的运营管理工作，对科室基本数据进行收集、整理、分析，监测科室运营的实际情况，深入调研异常情况发生的原因，并提出合理化意见和建议。针对住院手术中心择期手术首台准点开台率低的情况，以项目制形式开展精细化运营管理工作，将实施情况与同仁一起分享，供大家参考借鉴。

一、提高住院手术中心择期手术首台准点开台率

　　医院手术室利用率直接关系到手术科室病人的周转率。手术间使用整体效率不高，不仅影响医院的社会效益和经济效益，而且还会延长手术病人无效住院时间，增加病人的经济负担和等待时间，影响治疗和护理质量，降低病人对医院和医务人员的满意度。择期手术首台开始时间是保障手术室利用率的重要因素之一。

　　（一）住院手术中心运行现状。

　　住院手术中心由于医务人员多，业务开展多，管理难度相对较大，所以将科室医疗质量管理与精细化运营管理有机结合，以利于促进科室可持续发展。专科经营助理每月对住院手术中心开展手术台数、麻醉方式、麻醉级别、手术间首台准点开台率、手术间使用率、药品占比、耗材占比等运营数据指标进行客观深入的分析，查找和发现科室在实际运营过程中出现的异常情况，协助科室主任制定改进措施。

　　医院住院手术中心现有 12 个手术间，其中普通手术间 8 个，层流手术间 4 个，对外开放 8 个手术间；麻醉复苏室 1 间（3 张床位）；每工作日手术量为 25～30 台。手术间安排除预留 1 个急诊手术间，7 个手术间均分配至各临床科室。医院规定首台手术切皮时间为 9：30，专科经营助理做科室运营分析时发现，8 个临床科室中有 4 个科室首台手术准点开台率不合格，其中骨二科首台手术准点开台率仅为 37.18%。为提高整个外科首台手术准点开台率，选择开台率最低的骨二科作为试点进行改进。

　　（二）提高住院手术中心骨二科首台手术准点开台率。

　　为提高住院手术中心骨二科首台手术准点开台率，首先由运营管理部专科经营助理给科室传输精细化运营管理理念，组织骨二科医生、护理人员学习、理解精细化运营管理的内涵。通过学习讲座，让科室医务人员认识精细化运营管理的重要性，使科室医务人员将"精""细"贯穿到日常工作中，工作上追求精益求精。

　　首先，通过宣传和学习精细化运营管理理念，让骨二科主任和护士长做好表率。科室主任和护士长作为精细化运营管理的倡导者和先行者，应该给职工树立一个学习榜样，对自己高标准、严要求，努力实践精细化运营管理理念，逐渐影响科室其他医务人员，将精细化运营管理理念渗透到每位职工心里，使其主动执行，才能有更好的凝聚力，将精细化运营管理理念深入贯彻下去，提高住院择期首台手术准点开台率。

其次，建章立制，梳理流程。骨二科制定首台手术准点开台管理办法，按照管理办法规定，手术病人术前准备完成时间在7：30之前，8：30之前准时进入手术间；主刀医生9：00之前必须进入手术室完成三方核查，进入手术室进行指纹打卡。手术室在9：00之前完成麻醉插管，9：30首台手术准点开始。对每月准点手术延迟3次的医疗组取消下个月首台手术资格，直到准点为止。

同时，住院手术中心医务人员积极配合首台手术准点开展，将晨交班和学习时间从8：00移至7：00，优化首台手术转运流程，加强转运手术病人流程管理，到临床科室接择期首台手术病人的时间从原来的8：00之前移至7：30之前，确保8：30之前择期首台手术病人准时进入手术间。

另外，建立住院手术中心与相关手术科室的有效沟通保障机制。住院手术中心建立专项管理小组，由运营管理部专科经营助理牵头，住院手术中心和骨二科就相关事项进行沟通并达成共识。手术室护士长负责统筹安排每日手术以及手术间和手术护士的分配，当台手术护士负责通知、联系麻醉医师和手术医生。麻醉师对危重特殊病人应提前评估，并对困难插管做好准备。负责当日首台手术的麻醉医师在8：30之前到手术间进行术前麻醉准备，以保证准时开台。

利用信息技术管理手术也是一个非常有效的举措。医院重新对手术麻醉信息管理系统进行开发和设计，将手术病人从病区到手术开始的每个环节时间点均记录下来。7：30之前在病区接病人，8：30之前手术病人入手术间，麻醉完成时间、手术切皮时间、手术结束时间均由巡回护士详细准点记录，每月从手术麻醉信息管理系统中提取数据，可以直接了解每个科室择期手术首台手术的详细记录。信息技术关联手术麻醉信息管理系统，对择期手术首台手术病人在病区术前准备完成时间、进入手术间时间、麻醉完成时间、手术开始时间以及手术结束时间5个时间点进行数据收集，构成一个可靠的监控环境，提高手术准点实施率，提高手术室精细化运营管理水平。信息技术可以跟踪每个环节，并根据获得的数据进行积极干预。专科经营助理每日亲临现场督查，一个月中首台手术 3 次未准点开始则取消下个月首台手术资格。利用信息技术监督和人员管理的积极干预，不仅准点手术执行率提高，每日手术结束时间也相应提前，从而提高了手术间利用率，缩短了工作时间，减少了医务人员加班。

除了信息技术支撑，手术室护理团队的强大执行力是完成准点实施的重要保证。实施准点手术，是医院管理层面制定的决策。在手术室护士长层面，严格执行和落实医院制定的管理办法，通过手术室质量管理小组讨论，为落实制度，改变上班时间，增加班次人员，保障术前准备阶段的物品完善率。在手术室护士层面，准点手术减少等待时间，提高单位时间内工作效率，缩短加班时间，这是每个手术室护士希望的工作状态。据报道，许多手术室护士都经历过由加班或随时待命导致的疲劳甚至虚脱，产生不同程度的职业倦怠。因此，手术室护理团队应主动积极地配合医院准点手术管理办法的实施。通过阶段性取得的成绩，住院手术中心护士深刻感受到准点手术为病人带来的益处，因而工作满意度提升。

实行手术间责任包干负责制，是精细化运营管理的又一重要举措。组长由资深的手术专科护理组长担任，小组成员由巡回护士、洗手护士及转运人员组成，每半年更换一次，主要负责责任手术间手术病人的术前访视、术中配合、术后随访及术前术后转运等工作，使手术室护理工作全程、连续、无缝隙。制定手术间责任包干小组各个岗位的职责和考核标准，护士长每月定期对包干小组各岗位进行考评，考评结果与绩效挂钩，考评优秀者在原有奖金以职称系数分配的基础上给予一定系数奖励，以调动各岗位人员的积极性，促进工作效率提高。通过以上精细化运营管理举措，首台手术准点开台率得以提高，反映手术室周转率的指标也得以大幅度提升，骨二科择期手术首台准点开台率从原来的 37.18％提升到 98.75％。

（三）住院手术中心实施精细化运营管理的重要性。

住院手术中心是病人实施手术治疗和抢救工作的重要场所，运营效率直接影响着医院的社会效益和经济效益，具有举足轻重的作用。住院手术中心管理质量直接关系着病人手术安全。因此，住院手术中心需要运用精细化运营管理原则，注重细节，向手术病人提供更为周到、细致的服务。当今医疗市场竞争激烈，人们的消费观念发生了转变，因此细节服务显得尤为重要，只有加快医院手术室管理步伐，才能持续、稳定地推进先进运营管理模式，以提高工作效率和服务质量。精细化运营管理模式是一种新型管理模式，以精、准、细、严作为基本管理准则，使医院持续快速发展。

精细化运营管理可有效提高择期手术首台手术准点开台率和手术周转率。首台手术准点开台率是手术室效率管理的重要评价指标。任何环节的衔接出现疏漏都可能导致手术延误，并直接影响接台时间和手术间的利用。本案例通过成立"提高首台手术准点开台率管理小组"，共同商讨住院手术中心管理问题，建立系统化管理理念，实行手术间责任包干负责制，使手术室护理工作连续完整，减少了因手术配合的护理问题导致的时间浪费；优化病人转运，保证了病人准时到达手术室；修订手术室管理制度；有机结合绩效激励政策等，奖惩分明，更好地规范医务人员行为，使迟到现象零出现；建立手术室与相关科室的有效沟通，以首台准点开台率为目标，以提前做好术前准备为原则，使得手术准时开台。通过以上精细化运营管理举措，首台手术准点开台率得以提高，反映手术室周转率的指标也得以大幅度提升。既往研究和本研究均表明，在医疗资源基本不变的情况下，强化手术室精细化运营管理举措，可以提高手术室周转率。

骨二科的成功实践为在全院其他手术科室进一步推行该举措提供了可供参考的经验模板。

二、以日间手术中心绩效改革为抓手，助推日间手术中心发展

日间手术作为一种新型的医疗服务模式，可最大限度地减少医疗费用、缩短病人等待入院及手术时间、提高床位周转率、帮助病人尽早返回正常工作环境，使医患双方均受益。现阶段综合医院普遍存在住院难等问题，通常情况下从入院到康复出院，传统手术模式需要几天时间。而日间手术兴能够有效缩短病人平均住院日、提升床位周转率、降低医疗总费用，因此得到临床科室及病人的广泛认可。目前，日间手术建设模式分为三类，即集中模式、分散模式、混合模式。集中模式主要指医院设独立的日间手术中心，配独立的手术室、病房，设中心主任进行管理；分散模式主要是指医院设不独立的日间手术中心，各科室分别收治日间手术病人；混合模式主要指医院设独立的日间手术中心，由护士长负责日常活动，各手术科室也可分别按日间手术流程收治日间手术病人，医务部设专人管理，结合医院整体资源在大手术间内统筹安排日间手术。日间手术的集中模式需要医院提供大面积的手术用地并配备一支专属的医务人员队伍，建设成本较高。日间手术的分散模式不额外增加场地和人员，但管理难度大，容易出现手术周转脱节现象。而日间手术的混合模式综合了集中模式和分散模式的优点，在不额外增加场地和人员的情况下设立日间手术中心，以加强日间手术管理。

（一）现况调研。

某县级医院日间手术中心的前身是门诊手术室，由门诊部统一管理，只负责妇科人流、诊刮、清宫等小手术。为规范门诊手

术室的管理和建设，于 2016 年 6 月增设护士长 1 名，全面负责
门诊手术室的管理。为满足病人的诊疗需求，提高门诊手术室利
用率，妇科于 2017 年 3 月购进宫腔镜设备和器械，在此开展妇
科住院和门诊病人的宫腔镜手术。

（二）借力日间手术绩效改革，建设日间手术中心。

1. 日间手术绩效改革。

2017 年 10 月，某县级医院与四川大学华西医院成立医联体
合作单位以后，为缩短病人平均住院日、提升病人就医体验，于
2018 年 4 月，将门诊手术室改建成日间手术中心，配备 4 个手
术间，设置 3 张麻醉恢复床位和 6 张病床，还设置独立的病人等
候区。

日间手术中心建设初期，开展了普外科的乳腺包块切除术等
手术。为鼓励临床科室开展日间手术，由运营管理部牵头负责，
拟定日间手术绩效方案。方案原则上以临床为核心，结合
RBRVS 方法，体现手术医生的劳动价值，同时兼顾护理人员，
遵从"多劳多得，优劳优酬"的整体原则。

2. 成效。

自日间手术绩效方案实施以来，2018 年开展日间手术 415
台，占住院手术的 4.55%，较 2017 年增长 291.51%。以乳腺良
性肿瘤病人做乳腺病损局部切除术为例，日间手术中心住院病人
的人均费用与普通病房住院病人相比较，人均节省 603 元，节省
费用 16%，且住院天数减少 2～3 天。日间手术中心的开放还具
有如下显著成效。

（1）日间手术提高了医院运营效率：日间手术的开展使病人
术前检查的等待时间和术后住院时间大大缩减，从而减少了相关
科室病人平均住院日，提高了医院床位周转率。

（2）提高了中层医务人员的业务能力：日间手术中心的设立
为年轻的医务人员提供了更多的实践机会，有助于其业务水平的

提高。医院对日间手术进行分级管理，难度较小的手术一般交由中低级职称的医生来完成，以锻炼青年医务人员的工作能力，提升其业务水平。

（3）日间手术降低了次均医疗费用：住院时间缩短使得床位费、护理费等直接医疗成本和家属陪护费、交通费、误工费等间接医疗成本均得以降低。同时，日间手术模式促进了医疗过程规范化，减少了不合理的用药及检查，进一步降低了病人的医疗费用。

（三）县级医院日间手术中心发展的困难点。

1. 日间手术模式缺少社会宣传。

日间手术在我国起步较晚，部分地区医院，特别是县级医院对其认识程度不够，宣传力度也不到位，病人不了解这一新兴的手术模式，存在一定抵触情绪。而在大型综合医院，日间手术模式更为病人所接受，开展得也非常好。所以，不同地区应根据自身情况建设适合当地医院发展的有特色的日间手术中心，学习其他地区的先进管理经验，进一步加强对病人的宣传教育。

2. 日间手术管理制度有待完善。

在早期探索和实践中，由于缺乏完善的管理制度和规范，国内医院的日间手术中心在运营过程中暴露出诸多问题。传统的就诊流程及医疗文书过于烦琐，已经无法满足日间手术的快节奏需求。日间手术对人力资源要求高，配备不足会导致医务人员工作压力过大。部分从事日间手术的医务人员没有经过医患沟通培训，在护理过程中缺乏人文关怀，无法保证病人的就医体验。此外，日间手术不同于传统手术，病人无需等待痊愈后再出院，传统的术后随访制度也难以满足病人术后康复的需求。

3. 医院需进一步完善日间手术管理体系。

日间手术是一个系统性工程，需要医院全面完善其管理体系。在人员配备方面，医院对进入日间手术中心的医务人员要进行专业知识、工作流程、沟通技巧培训，提高其业务水平。在业务流程方面，医院应对日间手术病人就医流程进行结构性优化，明确各岗位工作职责，同时与医院原有资源和流程进行对接。在规章制度方面，2020 年 1 月 13 日《国家卫生健康委办公厅关于印发第一批日间手术病种手术操作规范（试行）的通知》（国卫办医函〔2020〕1 号）中已经对日间手术的病人入院、出院标准、医疗服务项目等进行了规范，医院需按照文件要求对病人进行术前、术后、离院评估，确保日间手术规范有序开展。在质量控制方面，医院及相关部门还要建立完善的质量管理体系，对预约取消率、非计划再次手术率、术后并发症发生率等关键指标进行监管，及时发现并解决问题。

4. 需要采取多种手段确保病人后期康复。

日间手术病人的术后恢复主要在家中进行，这就要求医院开展形式多样、内容丰富、针对性强的健康宣教，以满足病人健康知识需求，提高家属的护理能力，促进术后恢复，降低术后感染及再入院率。同时，医院需要做好术后随访工作，及时了解病情动态，给予专业指导和建议，从而减少术后并发症的发生。医院可以充分利用微信公众号、手机 APP 等新媒体为病人提供术后指导和远程随访，提高其自我保健能力。有能力的医院还可以建立专门的日间手术信息管理系统，确保日间手术有序进行。医院与社区医疗机构应当积极探索，建立行之有效的转诊模式，保障护理的连续性，积极发挥社区卫生机构在病人康复、术后随访中的作用。

第十三节　精细化运营管理在县级医院的实践成果

医院管理分为两个流程：医疗流程和运营流程，管理也就分为医疗管理和运营管理。前者是医疗专业化管理，后者是运营专业化管理。医疗管理是"以病人为中心"，解决医疗质量问题，为病人提供有保障的医疗服务；运营管理以医院为中心，解决如何更好地提供服务的问题、资源整合问题、流程优化问题等。

我国大多数医院，特别是县级医院，往往重视前者，忽视后者，而恰恰是后者极强的专业性管理才能改变医院医疗管理强而运营管理弱的不良局面。如不能有效实施运营管理，就不能正确分析、研究和提高运营效率。

通过近三年半的精细化运营管理实践，某县级医院运营管理模式已初具形态，精细化运营管理的实施，助推了医院学科发展，提升了医院影响力。

一、医院综合服务能力有效提升

近三年半，各项运营指标呈逐年优化趋势，与 2017 年相比，2020 年药品占比下降 25.26％，DSA 手术台数增长 53.88％，Ⅳ级手术占比增长 72.93％，医疗有效收入增长 27.53％，医疗纠纷总赔金额呈逐年下降趋势，等等。

能用正确数据说正确的话，能通过每月运营简报，做到知己知彼。从要我做，变成了我要做。

二、国家三级公立绩效考核成绩提升

2019 年全国 1183 家综合医院参与排名，满分为 1000 分。2019 年该县级医院成绩 661.15 分，全国排名 395 名，较 2018 年提升 268 名，2019 年国家监测指标等级由 2018 年的 B 提升为 B++。从四个维度看，"运营效率" 9 项指标得了满分，"满意度评价" 较好，"医疗质量" 一般，"持续发展" 较差。

三、就医流程更加便捷

充分利用四川大学华西医院的优质医疗资源，通过"管理＋技术输出""在位＋在线服务"模式，不断强化基层医疗服务能力，提高群众就医获得感。设立华西一站式服务中心，打造华西医疗服务"城镇候机厅"等，让当地群众在自家门口就能享受到华西优质高效的医疗服务。

四、获奖情况

2018 年至 2020 年，医院连续 3 年获得国家卫健委医政医管局、健康报社等颁发的"改善医疗服务示范医院""改善医疗服务示范科室""改善医疗服务突出贡献工作者"等称号，运营管理部先后获得由国家卫健委等多部门颁发的个人和集体运营管理奖项，合计 22 项，创该县级医院运营管理历史记录，为该县级医院赢得了荣誉。

五、满意度大幅提升

2019 年全省 660 家医院满意度调查显示，该县级医院门诊病人满意度从原来的全市倒数几名提升至全省第 7 名，住院病人满意度由原来的全市倒数几名提升至全省第 2 名。

职工收入明显提升，享受到医院发展的红利，工作积极性和职业荣誉感大幅提升。

六、医院品牌宣传树立新形象

将四川大学华西医院"家国情怀，平民情感，休休有容，革故鼎新"的文化精髓与该县级医院"仁爱养和，泽济安康"的文化理念逐步融合，并深入医院全体干部职工心中，不断增强职工的向心力和凝聚力，逐渐形成共享华西百年信誉和荣誉、共建四川大学华西医院与该县级医院深厚文化底蕴的良好氛围。

七、资源保障

运营管理团队组建以后，对于团队培养和留住人才，应从医院层面给予充分的资源保障。

（一）团队培养。

通过多种形式，加强对运营管理部专科经营助理的理论知识和实践经验培养。笔者团队对运营管理部专科经营助理进行一对一培训加实践锻炼，所有专科经营助理均参加了医院组织的管理干部定制班为期一年的培训学习，轮流安排参加四川大学华西医院管理研究所每年举办的专科经营助理特训班、人事绩效班等，不定期参加学术交流，不定期同兄弟单位运营管理部进行沟通交流等。

（二）留住人才。

专科经营助理自身发展有远期规划。原则是培养一个，成熟一个，送出去一个，让运营管理部活起来，人员流动起来，能把运营管理理念传递到医院内更多的岗位。

八、精细化运营管理成效初显

该县级医院在近三年半时间，在原有经管岗位（3 人）的基础上，增设了运管岗位，完善了组织构架，现在运营岗位由 10 人组成，他们主要来自 985、211 大学的财经及管理类复合型人才，并开启了四川大学华西医院引领下的精细化运营管理。同时，全面引入现代化医院管理制度，将运营管理部、信息中心、财务部纳入三位一体管理模式，对医院整体发展起到相辅相成的作用，并与临床多部门联合，组成 MDT 团队，开展了 20 多个专项工作，均取得了非常明显的成效。近三年半时间，运营管理部承担科研立项 2 项，出版专著 2 部，发表核心期刊论文 3 篇。笔者团队从分管部门中为医院培养出 4 位中层领导干部，从分管部门中培养出 5 位重点大学的研究生。精细化运营管理的实践经验得到了许多医院的认可，先后有省内外的多家兄弟单位来院就运营管理实践经验进行沟通交流，实现了优质管理理念共享共进步。随着运营管理团队的构建，该县级医院由原有的层级式管理构架转换为网络式组织构架，在实践中不断探索，走出了一条医联体建设下立足本地实际的运营管理模式。同时，医院培养出了一支优秀、年轻的运营管理队伍，为医院带来了管理的希望、生机和活力。

第十四节　本章小结

在医联体建设引领下，某县级医院组建起了一支较优秀、年轻的专业化运营管理团队，通过近三年半的精细化运营管理实践，该县级医院运营管理部专科经营助理热爱并积极投身于医院精细化运营管理工作中，运营管理模式已初具形态，精细化运营管理的实施，助推了医院学科发展，提升了医院影响力。笔者通过与该县级医院专科经营助理进行深入沟通交流，总结了专科经营助理的运营管理感言。这些感言是他们积极向上、不畏艰险、敢于担责、勇于挑战、理性思维、充满正能量的肺腑之言。

一、感言一

领导特别是院长对运营管理的认识和支持非常重要。运营管理这条路任重道远，尽管运营管理人的路很难走，但必须得走，要走出成绩，才能得到更多理解和支持，也才能越走越顺畅，归根结底，还是回归运营管理的初衷，运营管理精细化了，目标管理明晰了，服务功能就强大了。

二、感言二

运营管理应该是个特别有意思的领域，我们一定要好好学习并领悟它。运营管理会面临很多挑战，运营管理人就是越挫越勇。

三、感言三

运营管理的指标很多，有反映效率的指标，有反映负荷的指标等，需要从业务指标中提取管理指标。数据具有灵活性、可比性，如何从数据中挖掘管理信息，这个需要日积月累。

四、感言四

运营管理部专科经营助理不仅仅是同数据打交道，还要站在医院的角度，具有一定的全局观、战略观，同临床、医技及行政后勤部门打交道，势必会因为医院利益最大化或者长远利益，而影响部分人的局部利益。因此，运营管理工作很繁、很杂，对运营管理专科经营助理的综合素质要求很高。

五、感言五

运营管理是一个始于数据，但绝不终于数据的工作。运营管理部专科经营助理需从庞大的数据中计算各种指标，但这只是一项最为基本的技能，更重要的是指标后面、指标之间所蕴藏的东西，像是一盏指路灯吧，我们通过它去发现问题，并提出合理化的建议，进而推动医院运营实现良性发展。

六、感言六

大家都感受到数据指标后还有很多可以挖掘的东西，但短时间内谁也达不到一个较高水平，就是看到异常值就能想到背后的原因。大家也在讨论，认为要达到较高水平，还需要时间，一是需要深入思考，二是需要训练积累，三是需要讨论总结。至少需要好几年的磨炼才有可能达到较高水平。

（余秀君）

第二章　县级医院科室文化建设

　　某县级医院以突出的文化特色，推动医疗、教学、科研工作协调发展，不断增强核心竞争力，全面提高职工素质，继承和发扬建院以来取得的文化成果，实现医院品牌整体提升，助推医院精细化运营管理的落地落实。科室文化作为医院文化的重要组成部分，具有医院文化的共性，也具有科室自身的特性。科室文化是从医院文化演化而来的，是一个科室在长期的医疗实践活动中塑造、培养、提炼而成的，是科室业务技术和精神风貌的集中体现，是科室全体人员认同并执行的管理理念、规章制度、行为规范、群体意识及人文环境的总和。做好县级医院科室文化建设，营造积极向上的文化氛围，对于助推医院精细化运营管理具有至关重要的作用。因此，科室运营管理、信息化建设、财务管理，一定要与科室文化建设紧密结合起来，共建共创，以利于促进医院可持续发展。

第一节　重大意义与指导思想

　　科室文化建设是促进科室发展的软实力，是推动科室发展的不竭源泉。下面就科室文化建设的重大意义与指导思想做深入阐述。

一、重大意义

习近平总书记在党的十九大报告中指出，文化是一个国家、一个民族的灵魂。文化兴国运兴，文化强民族强。文化能为人民提供坚强的思想保证、强大的精神力量、丰润的道德滋养，必须不断加强文化建设。党的十九大报告提出，发展中国特色社会主义文化，就是以马克思主义为指导，坚守中华文化立场，立足当代中国现实，结合当今时代条件，发展面向现代化、面向世界、面向未来的，民族的，科学的，大众的社会主义文化，推动社会主义精神文明和物质文明协调发展。这就为县级医院科室文化建设提供了基本思路与根本遵循。

文化是民族的血脉，是人民的精神家园。进入知识经济时代，医疗机构之间的竞争实际上是医院文化的竞争。医院文化是医院综合实力的体现，是医院文明程度的反映，也是知识形态生产力转化为物质形态生产力的源泉。

在某县级医院文明发展历程中，全院干部职工紧密团结、自强不息，秉承"仁爱养和，泽济安康"的服务理念，坚持"一切"以病人为中心""的服务宗旨，共同创造出源远流长、底蕴深厚的医院文化，为医院发展壮大提供了精神力量，做出了不可磨灭的贡献。近年来，医院医疗、教学、科研等各方面取得了卓越成绩，迎来了医院战略转型时期。

2017 年 10 月，由政府主导的四川大学华西医院与某县级医院的医联体建设正式开始，构建了四川大学华西医院与某县级医院分级诊疗体系，建立了畅通的分级诊疗路径及双向转诊通道，让更多病人享受优质高效的、实惠的诊疗服务，有效改善人民群众的医疗健康服务体验。同时，将四川大学华西医院的优质医疗资源引入某县级医院，全面提升某县级医院的医疗技术、管理水平，使当地老百姓在自家门口就可以享受到顶尖的医疗服务。在深化办医合作的基础上，深入融合四川大学华西医院文化和某县级医院文化，推动新时代背景下某县级医院文化焕发新的生机和活力，是医院领导高度重视的建设内容。

通过医院文化建设，凝聚向心力，持续推进医院精细化运营管理，推动各项工作统筹协调发展医院文化建设，就是要树立"文化兴院"的理念，对原有文化进行整合和创新，用优秀文化引领发展。该县级医院通过文化建设，深入融合四川大学华西医院文化，引导职工树立良好风尚，梳理文化理念，提高职工素养，维护职工利益，创建"学习型、和谐型、诚信型、节约型、创新型"的医院文化氛围，营造"医院有生气，专家有名气，领导有朝气，职工有士气"的发展环境，使全院职工在医联体建设的引领下共同努力奋斗。

二、指导思想

深入贯彻落实"马克思列宁主义、毛泽东思想、邓小平理论、'三个代表'重要思想、科学发展观、习近平新时代中国特色社会主义思想"，以建设社会主义核心价值体系为根本任务，以营造特色鲜明、内涵丰富的医院文化为重点，以人为本，回归本质，不断深化"以病人为中心"的服务理念，塑造良好的医院形象，为确保医院持续和谐发展提供强有力的精神文化动力。

某县级医院在医院文化建设过程中，通过提炼独具特色的医院精神，充分彰显医院核心价值观；完善制度文化，提升医院科学化、规范化管理水平；打造物质文化，建设一流医院；构建服务文化，促进和谐健康医患关系的形成；传播健康文化，引领人民健康生活；营造环境文化，为病人提供舒适的就医环境；塑造形象文化，提高医院的知名度；创新管理文化，为新时期的医院管理注入新的活力；建设品牌文化，树立良好的医院形象；铸就精神文化，增强医院核心凝聚力。

第二节　医联体建设下科室文化建设的难点

随着社会主义市场经济的发展，医疗市场竞争日趋加剧，医院管理水平不断提高，文化建设的地位和重要性日益突出。加强医院文化建设，对提高医院社会效益和经济效益有着十分重要的意义。同样，科室的建设和发展，离不开优秀文化的熏陶和培育。

一、医联体文化同质化难点

截至 2018 年 1 月 29 日，全国 91.1％的三级医院参与了医联体试点，各地模式不尽相同，如紧密型、松散型，呈现遍地开花的局面。但医联体建设所产生的问题却是有共性的，由于缺乏系统的医联体管理制度和运行机制，要打破行政管理架构的约束，文化同质化工作存在着难点。

（一）对新政策认识程度不同带来文化同质化的政策性问题。

医联体建成后，县级医院的干部职工对新政策的接受程度、适应程度不同。医联体模式逐步在全国推广，医联体改革由政府主管部门牵头，存在部分基层医疗机构及个体不愿意或被动参与医联体组建的情况。各主体对政策的认识与理解不一致，对突如其来的调整及新个体的加入存在抵触情绪。同时，紧密型医联体尚无成熟经验可借鉴，医药卫生体制改革的不确定性使各主体对未来发展产生了忧虑。

（二）文化意识不同成为短期融合障碍。

紧密型医联体要求领办医院与医联体单位深度融合，但两院的单位性质、资产属性、人员编制、绩效方案、财务管理、服务标准、工作方式、文化理念、制度建设等均不相同，双方原有文化的交融与碰撞成为医联体组建后急需解决的问题。

（三）缺乏统一的物态文化基础，核心文化落地难度大。

物态文化建设作为医院精神的具体表现形式，在文化建设中起着至关重要的作用。医联体单位的硬件建设、设备配置、信息水平、院区布局、综合实力等基础条件相对较弱，接收领办医院输出的管理人才、技术人才等各类宝贵资源时，缺乏能够圆满接手的载体，核心文化落地难度大。

（四）部分基层医院缺乏核心文化理念。

部分基层医院因发展乏力，往往工作氛围营造欠佳，工作队伍不稳定，很多职工甚至认为医院文化只是简单的口号，在一定程度上缺乏对医院文化的正确认知，甚至存在小团体主义，凝聚力和向心力弱，对文化融合、重塑配合度差。

二、科室文化建设的难点

（一）对科室文化存在认识误差。

科室文化是科室作为一个特殊的社会组织在一定民族文化传统中逐步形成的，具有本科室特色的基本信念、价值观念、规章制度、生活方式、人文环境及与此相适应的思维方式和行为方式的总和。科室文化作为一种社会文化在科室内的集中表现，作为一种新型的文化理念和管理方式，已为广大医务人员和医院管理者所认可并接受。但是，对科室文化的认识尚存在不足。科室是医院的组成部分，是客观存在的实体。科室文化是反映这一客观存在的意识，是社会文化、医院文化的具体体现。无论科室的分类如何（如临床科室与医技科室、行政职能科室与供应保障科室等），每个科室都应有自己的文化。不同之处在于：有的科室文化是在医疗实践中自发形成的，往往不被人们所认识；有的科室文化是科室领导为科室的发展而有计划、有目的、有组织地人为培养的。科室文化对促进科室发展、提高职工素质起着重要作用。

（二）对科室文化的内容了解不全面。

科室文化与社会文化和医院文化一样，有着丰富的内容。有人认为，科室文化就是组织读书读报，出好墙报黑板报，组织各种知识竞赛，参观美术、书法展览，观看文艺演出和体育比赛，组织登山、垂钓、旅游观光等。也有人认为，科室文化指通过院内培训、外出学习、参加自考等，提高科室人员的文化程度等。凡此种种，均体现出对科室文化的内容认识不足，只见河流不见大海。科室文化关联到科室建设的诸多方面，包括科室环境建设、设备更新、科室精神培育、团队意识建设、科室形象树立、组织机构健全、规章制度制定、管理体制完善、职业教育开展、礼节礼仪培训、文体活动开展等，而文体活动和文化学习只是科室文化建设的一个部分。应当充分认识科室文化的内涵实质，依据科室文化建设的丰富内容，开展卓有成效的科室文化建设。

（三）对科室文化的作用认识不深刻。

科室文化是在医疗工作实践的基础上，经过不断倡导和培育而形成的一种积极向上的群体文化。科室文化确立以后，将会对科室发展形成一种自我驱动力，推动科室各项工作不断向前发展。人们对于医院文化的功能是比较清晰的，而对于科室文化的功能尚存在认识上的误区。一种是等同说，将科室文化完全等同于医院文化，没有根据科室的特点，明确其功能。另一种是浅表说，认为科室文化的功能不过是提出一条科训、组织一些文体活动来发挥精神调剂和娱乐休闲的作用。此外，还有人认为科室文化只是一种小群体文化，和医院文化之间没有必然的、相互的联系，作用发挥也有限。这些说法都是没有看到科室文化作用的实质。事实上，科室文化的作用是分几个层次的。一是导向作用，通过三个方面引导职工为实现医院和科室的目标而自觉努力工作，即确定科室发展方向、校准价值取向、转化价值观念。二是聚合作用，通过培养群体价值意识，对科室目标的认同感，对人民健康事业的使命感，对医疗职业的自豪感，对医院、科室的归属感，增强科室的凝聚力和向心力，将全科人员紧紧联系在一起，同心协力，为共同的目标奋力拼搏。三是激励作用，通过激发奋发向上的精神状态，调动积极性，激发科荣我荣、为科室争光的荣誉感，利用外部刺激，使人情绪高昂、奋发进取。四是自律作用，通过观念文化（思想观念）、道德文化（道德观念）、制度文化（规章制度）来导向、调整、约束、规范科室人员的行为，依靠德与法这两种维护社会、医院秩序的力量来发挥作用。五是育人作用，通过科学的价值观引导，培养职工的知能、智能和技能。通过文化理论、文化实践、文化环境育人，不断提高职工文化素质。六是创新作用，先进的科室文化具有自我更新的强大再生力，通过无形的动力推动职工发挥自身的创新热情，引导他们的创新思维，从医疗、科研、人文、伦理上创造新成果、展现新风采。

（四）对科室文化的持续性认识不到位。

科室文化建设同医院文化建设一样，是一项长期和系统的工程，要树立、保持和发展一个优良的科室文化，不是一朝一夕能完成的，而是需要几代科室领导、全体职工持续不断努力。目前，一些医院科室文化建设缺乏持续性。一是科室文化建设的变化过大、过杂。科室文化应有相对的稳定性，但并不反对随时代环境改变而具有发展变化性。科室领导在文化建设中起着主导作用，如果每任科室领导都不注意秉承原有的科室文化传统，只是按照自己的思路来建设科室文化，必然造成科室文化建设的变化过大、过杂，从而影响其稳定、持续、健康发展。二是一些比较成熟的科室文化停滞不前，几年甚至更长时间无变化，没有发展和创新。实际上，科室文化建设必须与医院及科室内外环境变化相适应，要与医院和科室的发展战略相适应，也要与国家医药卫生体制改革、市场竞争相适应。既要传承科室原有的文化精髓，也要发展、创新，使科室文化建设具有新的生命力。

第三节　医联体建设下科室文化建设的对策

一、医联体文化同质化建设

（一）通过医联体顶层设计，确定核心文化的主体地位。

根据四川大学华西医院医联体建设的总体部署，四川大学华西医院与某县级医院遵循"三个不变、三个共享、四个统一"的医联体建设原则，即"资产归属不变、财政拨款渠道不变、职工身份不变""资源共享、人才共享、信息共享""管理统一、信息统一、业务统一、文化统一"，确保核心文化的主体地位。

（二）通过物态同质化，夯实主体文化的载体基础。

物态文化是医院主体存在的基础，是医院外在的标志，也是精神文化的物质载体。某县级医院通过硬件环境建设，先后完成了门诊楼、住院楼、体检中心、职工餐厅等工程改建及新建项目，有效改善了就医环境、就医布局和功能定位，让该县级医院的硬件设施环境得以改善。同时，医院通过信息系统同质化管理，依托四川大学华西医院强大的技术力量，搭建起与四川大学华西医院统一的核心医疗信息和管理系统，优化诊疗流程，探索建立影像中心、检验中心、消毒供应中心、远程会诊中心，通过检查结果互认、预约检查检验、检查报告网络分析等，建立医联体内检查检验同质化管理模式，方便群众就近就医，有效提高疾病诊治水平。通过物态文化的逐步同质化，有效展现出医联体的功能定位、价值取向和文化内涵，夯实了核心文化的建设基础。

（三）通过管理行为同质化，重塑医院行为文化。

管理文化是医院文化建设的关键，是医院文化的特殊形态，包括管理体制、医疗质量、科学技术、操作规程等内涵。医联体将文化同质化融入医院管理，四川大学华西医院通过派驻管理团队、外派学科主任及特聘专家、建设学科联盟和成立院士专家工作站等，将四川大学华西医院的一整套成熟的管理模式移植到某县级医院，同时因地制宜地出台符合医联体实际情况的运行方案，建立民主决策、专家治院的民主机制，实现医疗、护理、医技、行政后勤等与四川大学华西医院的同质化管理。

（四）通过医疗同质化，重塑病人信心。

通过医联体建设，提升基层医疗技术水平，逐步达到与上级医院的同质化管理，最大限度地满足病人诊疗需求，让病人在自家门口能享受到四川大学华西医院优质医疗资源带来的福利和方便。四川大学华西医院外派专家骨干到某县级医院担任学科主任和特聘专家，定期前往某县级医院手把手地指导医疗、教学、科研工作，某县级医院医务人员可到四川大学华西医院进修、培训，多措并举，加强对某县级医院医疗人才及骨干的传、帮、带作用，变输血为造血，推动医院学科建设可持续发展。2018年1月至2020年12月，邀请华西专家来院指导查房3885例次、教学门诊4726例次、手术示教158台次、讲座288场次，先后聘任6名学科主任和18名特聘专家进行技术、科研指导。

（五）搭建文化建设平台，促进文化整合。

文化整合是一个渐进的过程。某县级医院通过长期酝酿和沉淀，确定了医院的院徽、院训、服务理念、办医宗旨、办院目标等文化精髓。按照医联体建设的统一部署，四川大学华西医院为该县级医院打造了统一规范的医联体单位文化标识，逐步实现标识标牌的文化统一。该县级医院通过加强宣传，建立了具有医联体特色的院内广场及门诊大厅文化展示墙，搭建了文化的视觉沟通和宣传途径；建立并推行医院文化管理制度，充分调动职工的积极性，增强归属感、凝聚力和向心力；充分发挥医院微信公众号、官网、新闻媒体等的作用，拓展文化传播的载体建设，让更多人认识四川大学华西医院与该县级医院的医联体建设情况，使得更多人获得更好、更便捷的医疗服务，进一步扩大了医院影响力，促进了医联体品牌建设。

二、科室文化建设实践

（一）培养职业道德，规范医疗行为。

职业道德以敬业爱业的精神、守法律业的职业规范和勤业精业的意识为主要内容，并通过职业活动、职业关系、职业态度、职业作风及其社会效果体现出来。医务人员的职业道德，就是行医的医德。首先，要树立"以病人为中心"、全心全意为人民服务的思想。其次，要树立救死扶伤、忠于职守、爱岗敬业、不畏艰险、开拓进取、精益求精的行业精神。最后，要有高度的职业规范意识，在医疗工作中遵守纪律，执行命令，履行职责，满腔热情，乐于奉献，在自己的医疗工作岗位上践行文明廉洁行医的职业道德准则。在医联体平台建设过程中，某县级医院学习借鉴四川大学华西医院的优秀文化建设经验，开展以"加强道德教育，发扬仁泽精神"为主题的道德大讲堂，以先进为标杆，以模范为榜样，以医院各科主任狠抓科室医务人员的职业道德教育为基石，使科室人员自觉将全心全意为病人服务的精神贯穿于整个医疗过程中。规范医疗行为，依法行医，严格执行医疗护理技术操作常规，坚持因病施治、合理检查、合理用药，遏制大处方、大检查，杜绝"回扣""红包"。认真学习贯彻执行《中华人民共和国执业医师法》《医疗事故处理条例》等卫生法律法规，在医疗执业活动中，学法、知法、懂法、用法，维护医患双方的合法权益，树立遵纪守法、诚实守信的新时代医务人员道德形象。

（二）树立团队精神，增强凝聚力。

培养团队精神，重视团队建设，是科室文化建设的重要内容。科室这一级单位，更要把团队精神建设放在重要位置。通过头脑风暴等办法，充分运用集体智慧，将整个团队的人力、物力、智力集中起来，发挥最大效能。团队精神既要尊重个人兴趣、爱好、业绩和成就，注意发挥个人特长，调动每个人的积极性，又要强调集体作用，关心集体，热爱集体，以科室为家，为科室兴旺发达出谋划策，还要倡导"互相尊重、互相学习、互相理解、互相支持，视同事为亲人，尊老爱幼，学习对方的优点，理解不同年龄、不同性别的不同需求，鼓励和支持年轻人勇于创新、蓬勃向上"的精神，齐心协力，共同创造出辉煌。同时，通过参加各种竞赛和文体活动来提高职工的团队意识，除了院内自身的各类活动，还让职工积极参加由四川大学华西医院主办的讲座和活动，让职工代表到四川大学华西医院去亲身感受华西文化内涵，丰富医务人员的业余生活，使其认识和融入华西文化，增进同四川大学华西医院其他医联体成员单位之间的感情等。

（三）建立健全规章制度，合理应用奖惩。

规章制度也是一种文化，它是科室文化的组成部分和重要保障，体现了科室的精神、价值观、道德规范和行为准则，也反映了科室管理的科学化和民主化。建立健全规章制度的目的是建立和保持正常工作秩序，规范科室人员行为，调整内部人际关系，不断提高管理水平。科室制度是卫生行业和医院整体规章制度的补充和完善，应注意个体特色与整体管理制度的一致性。制度作为一种文化，要坚持以人为本的原则。在此意义上，还应注意制度的强制性与人性的一致性。需要处理好三个关系：刚柔相济，宽严有度；他律与自律相结合；制度与道德规范相结合。同时合理应用奖惩，作为制度及规范的一种辅助管理手段。科室领导是制度的建立者、制度履行的监督者，更是制度的执行者，应该起到垂范表率的作用，以身作则，言行一致，同时要相信群众，尊重群众，依靠群众自己管理自己、自己教育自己。借助医联体平台，某县级医院的科室在参加了华西专家的专题讲座和指导后，完善医疗文书检查复核制、医患沟通联系制和缺陷检查奖惩制等科室管理制度，强化科室管理力度，提高了医疗质量和技术水平，接近了医患关系。对科室内质量自查和医院目标质量管理检查中发现的问题，在一定程度上处罚相关负责人和责任人，以示警示。对科室获得的集体荣誉，给予全科人员奖励，达到调动全科人员积极性的目的。

（四）加强内涵建设，创建学习型科室。

科室文化是在传统文化与现代文明的影响下，在长期医疗实践过程中形成的全体职工的观念、风格、心理与习惯的总和，是科室发展的推进器，也是科室文明的基础。科室从事的是救死扶伤的医疗工作，其内涵建设中最重要的是技术文化建设。技术文化建设必定要开展技术创新，引进适宜的先进设备，开展市内、省内乃至国内领先的技术项目，提高专科诊疗技术水平。依托四川大学华西医院的优质资源，"院士专家工作站"正式在某县级医院挂牌成立。工作站成立后，搭建起重点学科建设、人才引进培育、医疗交流合作的新平台，四川大学华西医院的四位著名医学专家在该县级医院开展相关学科的规范化诊疗培训，系统、深入地指导相关学科的医疗、科研、教学等工作，促进了该县级医院重症医学科、康复医学科、神经外科、泌尿外科等的发展。这些学科均成为四川省重点专科或通过了省重点专科复评，进一步提升了该县级医院的医疗综合服务能力，让病人在自家门口享受到了华西专家医疗服务，也使得医院的医务人员在华西专家的悉心指导下，提升了医疗服务水平和服务能力，树立了争创良好品牌的意识，实现了科室创新发展。科室文化中的人才文化是科室工作的根本保证，现代医学需要的是实用型和复合型人才，人才文化建设的途径就是创建学习型科室。在知识爆炸的时代，医学科学的快速发展，更要求医务人员不断学习、终身学习。通过在职自学、在职攻读研究生、外出参观交流、进修、参加培训等多种途径，创造良好的学习条件，鼓励职工积极主动学习，丰富科室的文化内涵建设。

（五）提升服务理念，注重人文关怀。

病人是医疗服务的对象，也是决定医院生存与发展的重要因素。医院的科室，无论是临床科室还是医技科室，服务对象都是病人。要强化服务理念，规范服务行为，学习服务技巧，树立人人为病人服务的思想。随着医学模式的转变，医学已从生物范畴扩展到社会医学、心理医学领域。医务人员应该认识到，人既有生物属性和心理特征，又具有复杂的社会属性，所以引起疾病的原因是多方面的。医生不但要对病人进行医学治疗，还要注意社会环境的影响，辅以心理治疗。借助医联体建设平台，利用四川大学华西医院外派管理团队、学科主任及特聘专家这一优质资源，根据病人的实际情况，某县级医院提升服务理念，注重人文关怀。比如，该县级医院感染科在深入学习四川大学华西医院先进医疗服务理念后，针对肝炎传染性病人的恐惧心理，通过医生巡诊、主任查房、开设健康教育讲座等形式，普及肝炎防治知识，使病人消除恐惧，树立战胜疾病的信心。

三、加强宣传力度，扩大科室影响力

科室文化建设成果需通过多种途径宣传，以增强科室人员的自豪感和荣誉感，增强核心凝聚力，提升科室核心竞争力。为进一步加大科室宣传力度，规范管理科室文化宣传工作，正确引导和激励科室通讯员围绕科室工作重点、特点等进行宣传报道，及时、准确地捕捉科室的文化信息，特制定科室通讯员管理制度。

（一）科室通讯员任职条件。

1. 有良好的思想道德修养，有较强的事业心和责任感，严格要求自己，在本职工作中表现突出。

2. 爱岗敬业，善于观察生活，具有一定的新闻敏感性，熟悉本部门、科室情况，爱好写作，具有一定文学创作或新闻写作能力。

3. 热心宣传工作，认真履行通讯员职责，按要求完成医院安排的新闻采写工作，积极撰稿、投稿。

（二）科室通讯员聘任办法。

1. 各职能科室、临床、医技科室推荐一名通讯员，可主动报名。

2. 通讯员任期两年，能履行通讯员职责者，期满后可连任。

3. 因工作变动等原因，不能继续担任科室通讯员工作的，由所在科室重新推荐其他人选，并通知宣传科予以确认。

（三）科室通讯员职责。

1. 把握正确舆论导向，进行正面宣传，及时宣传报道本科室、本部门医、教、研、管理等各方面的信息，内容必须真实、准确。

2. 各职能科室、临床、医技科室通讯员任职期间，应积极撰稿、投稿，或主动提供新闻线索。各通讯员每人每月撰写宣传信息稿件至少一篇，纳入绩效考核。

3. 各科室通讯员对于本科室、本部门承办的主要会议，应负责收集图片资料，积极进行信息报道。

4. 积极参加医院开展的各种活动、宣传报道培训、参观考察等，不断提高工作水平。

5. 努力维护医院形象，在各大媒体、网站发现有损医院声誉的事件时，应当及时上报宣传科。

（四）考核办法。

1. 奖励办法。

（1）各科通讯员按要求完成稿件并认真履职者，每月给予200元补贴。

（2）凡在新闻媒体发表各级（院内外）信息宣传稿件，给予相应稿费奖励。①新闻稿件在医院内采用：20元/篇；②新闻稿件被县级报刊、网站等采用：30元/篇；③新闻稿件被市级报刊等采用：50元/篇；④新闻稿件被四川省卫生厅简报采用：100元/篇；⑤新闻稿件被省级新闻媒体采用：200元/篇；⑥新闻稿件被国家级新闻媒体采用：500元/篇；⑦同一篇稿件被多家报纸或网站刊登，不重复奖励，以最高奖励计算。

（3）院内专职写作人员的新闻稿件被省级以上报刊采用，享有与通讯员同等稿酬。

（4）每年年终组织评选优秀新闻稿件和优秀通讯员，同时发证书并给予物质奖励。

（5）鼓励全院职工积极投稿，非通讯员稿件一经录用，稿酬在通讯员基础上上浮50%。

2. 处罚细则。

（1）各科通讯员每月25日前上交当月稿件，缺一篇倒扣50元；对未按要求完成稿件及未认真履职者，取消每月200元通讯员补贴。

（2）通讯员培训缺席一次倒扣100元，值班者除外。

四、科室文化建设成果

医联体同质化管理下的科室文化建设，充分发挥了四川大学华西医院主体文化在医联体内的主导、凝聚、熏陶、协调、认同、竞争、约束和升华作用，促进某县级医院的学科建设和人才培养，实现医联体建设的四个提升。

（一）提升医院管理水平。

文化同质化管理实质上也是对医院管理的梳理、凝练、提升，涵盖管理的所有层面，关联医院上至最高决策层，下至普通职工管理的等级序列面，还涉及医疗、医技、行政后勤等层面。医联体通过文化建设，有效丰富了各个层面的内涵，将文化真正融合到医院具体管理中，从而实现医院文化管理。

（二）提升医疗服务能力。

随着医药卫生体制改革的不断深入，文化建设逐渐成为医院软实力的证明，成为一所医院能否塑造一流医疗品牌的关键要素，对医院服务能力提升起着重要作用。医联体通过文化同质化整合科室价值文化，形成强大的凝聚力和竞争力，促进医疗服务水平的提升。2019 年，某县级医院门急诊人次较上年增长9.17％，出院人数增长 8.27％，住院手术台次同比增长 9.88％，Ⅲ、Ⅳ级手术占比增长 24.39％。2018 年至 2020 年，某县级医院开展科研立项 32 项，新技术新项目 130 项，发表论文 497 篇，其中 SCI 文章 10 篇，A 类文章 29 篇，举办国家级、省级、市级继续医学教育项目 52 次。同时，医联体内职工家文化越来越浓厚，职工对医疗技术及服务能力更有信心。

（三）提升职工幸福感。

通过文化同质化管理，树立"以病人为中心"的价值取向和服务方向，变被动管理为自我约束，提高职工素质，提升技术水平，使医患沟通顺畅、管理科学、医患关系改善。同时，通过民主文化建设、职工家文化建设、职工人文关怀建设，充分调动职工的积极性，营造"医院是我家，医院发展靠大家"的氛围，做到文化留人。在积极向上、和谐共享的文化中，职工的集体荣誉感更强，创新管理能力更强，自我价值得到更好实现，提升职工幸福感。

（四）提升社会满意度。

医院文化是医院发展过程中长期积累形成的无形资本，有助于提升医院内部和医患之间的信任感。医联体通过文化同质化管理，不断推动医院信誉和品牌的形成和发展。良好的医院文化有助于提升病人就医获得感，改善病人就医感受。优质的医疗服务、良好的职业道德、优美的环境、便捷的诊疗流程成为医联体的文化品牌，能有效提升病人满意度和社会效益。在 2019 年全省医院满意度调查中，某县级医院门诊病人满意度从全市倒数跃升至全省第 7 名，住院病人满意度由全市倒数跃升至全省第 2 名。

第四节　本章小结

科室文化是多年来形成的风气，也是医院职工的共同理想、信念追求、道德规范、价值标准、工作态度。文化建设对于提高医务人员整体素质、展示医院良好形象、推动医院建设可持续发展有极其重要的作用。

自 2017 年 10 月四川大学华西医院与某市人民政府深化办医合作以来，四川大学华西医院与某县级医院一道，通过采取外派管理团队驻地指导医院管理、配置学科主任、特聘专家教授提升学科建设水平、搭建技术指导平台、建立诊疗服务体系、提高诊疗服务水平等措施，保障医联体建设赋能发展。

在医联体建设过程中，某县级医院一直将文化建设放于首位。为了让该县级医院的传统文化能尽快融入四川大学华西医院文化中，笔者团队组织开展了多种形式的文化融合活动，如将华西管理专家请进来做管理讲座及专题培训、将该县级医院管理骨干和业务骨干送去四川大学华西医院进修学习以及华西外派管理团队驻地带教等，使全院干部职工深入了解华西文化精髓，能积极接受华西先进文化理念，让华西先进文化理念在该县级医院生根、开花、结果。2017 年 11 月以来，该县级医院曾先后邀请四川大学华西医院专家分别从医院文化建设、医院品牌建设等方面为职工授课，从医院的核心竞争力是什么、以文化为根本的医院品牌长什么样子、科室文化是什么、科室文化怎么做、新媒体时代下医院文化如何传播等几个层面，深刻阐释了"见贤思齐、文以载道、以文化人"的独具华西特色的文化建设核心理念，阐明了医院文化与品牌建设的重要性、必要性、方法论和参与面，为该县级医院职工理解华西文化、融合华西文化打下了坚实的基础。

文化建设是内部生发、上下协调、由内而外的系统活动。职工对医院文化的高度认同是医院赖以生存和发展的根基。基于这一理念，该县级医院在邀请华西专家来院授课的同时，增加每两周一次的行政查房，通过走进临床科室、聆听职工需求，建立起行政管理部门、临床医技部门及医院领导层的无缝沟通渠道，保障职工诉求、建议在第一时间得到反馈。通过正向反馈机制，加深职工与医院的联系，加深文化认同。

综上所述，在科室文化建设过程中，吸收优质外部文化有利于医院文化焕发新的生机，但吸收外部文化的同时，也需注意同内部既有文化进行融合，切忌"拿来主义"。某县级医院的文化建设，是在融合四川大学华西医院优秀管理理念和优秀文化的基础上，对新时期下医院建设新思路的挖掘与思考，其思路和理念可供其他同类型医院借鉴。

（蒋欣　余秀君）

第三章　县级医院信息化管理

随着医院的发展和对医院信息化建设要求的不断提升，如何使管理信息系统与临床信息系统协同发展，创新医疗服务新模式，从而全面提升医疗卫生机构服务能力和管理水平，成为医院管理者面临的挑战。医院信息化技术综合整个医院流程管理、临床和行政信息管理、由经济核算到经济分析的管理，帮助医院建设起高效、全面的质量管理服务平台，达到病人满意、管理者心中有数的目的。医院信息化建设将改变很多医院的传统管理模式。因此，医院信息化建设是深化改革、加强管理和卫生工作现代化的新的发展点。医院管理的信息化建设可以提升医院管理水平，优化医院管理流程，提高医院管理工作的效率和工作质量。

第一节　医院信息化建设发展历程

随着医药卫生体制改革不断深入和现代信息技术迅速发展，以信息系统为支撑，改进医院管理效率、医院服务质量，提高卫生服务系统绩效，已成为当前卫生工作的重要方向和必然选择。

中国医院信息化建设始于 20 世纪 70 年代，其发展历程大体包括单机单用户应用、部门级系统应用、全院级系统应用、区域医疗探索四个阶段。建设模式也经历了一定的转变：在应用目的上，从面向业务运行向面向资源整合转变；在应用范围上，从面向一次、一点应用向协同服务、远程医院转变；在发展重点上，从注重数据收集转变为注重信息利用；在实现方法上，从面向交换向平台化方向转变。随着国家对医疗卫生系统的投资力度不断加大，各级医院信息化不断推进，按照基础管理信息系统、临床医疗信息系统、医疗信息网络系统的发展脉络层层推进。

　　目前，全国绝大部分医院已建立了较为成熟的医院信息系统（HIS），医院信息管理已成为医院管理业务运行中必不可少的基础环节。同时，近些年基层医院信息系统建设也在快速发展，各类诊疗服务系统的建设与应用，对医疗诊断水平的提高具有重要的推动作用。

第二节　县级医院信息管理系统建设的必要性

　　某县级医院的医院信息系统于 2010 年投入使用，目前使用的模块有门急诊收费、住院收费、药库、药房、病区护士站、病案管理、财务查询、领导查询、卫生材料、省及市医保接口、新农合省级平台接口等。随着医院管理需求的提升和医院发展规模的不断扩大，目前系统是以财务和药品为核心的控制系统，只起到了提高工作效率，堵塞"跑、冒、滴、漏"的基础作用，还存在院内"信息孤岛"的现象，迫切需要建设以智能信息平台为核心的医院信息系统，以既能满足临床使用的需求，又能满足职能部门信息提取的需要。

　　由于各种原因，医院现有的信息系统没有真正发挥其管理作用，业务数据不能有效共享，核算数据也存在不统一的现象，这样无法使医院管理人员及时从现有信息系统中得到正确、全面的医院经营状况信息，使医院管理部门在进行绩效考核、经营决策时不得不投入更多的人力、物力对最佳时效期已过的大量数据信息进行人工整理，使得本应投入经营预测、管理控制、绩效分析、政策制定上的人力资源浪费到了大量而又烦琐的初级数据整理上来。且该县级医院的病人数量逐年增加，病人越多，医务人员的工作量越大，医院精细化运营管理对信息化的需求越来越大，迫切要求医院尽快完善信息化建设。

一、解决"半手工"医护流程，实现全流程信息化，提升医疗服务效率

2017 年 10 月，某县级医院使用的信息系统由于仍为数十年前的产品，在功能先进性和覆盖面上存在较大的不足，导致医疗服务流程中还存在着手工处理信息的现象，劳动强度大且工作效率低。医务人员和管理人员的大量时间都消耗在事务性工作上，致使"人不能尽其才"。

二、缓解病人就诊困境，建立便捷服务应用，提升病人就诊服务体验

现阶段信息化在病人服务领域的建设仍较为薄弱，困扰医患双方的就诊"三长一短"问题、"一号难求"问题并没有得到明显改观，目前多数医院就诊必须经过挂号、等候病历、划价、收费、取药或治疗等一系列过程，一个病人少则排 3 次队，多则排 5、6 次队，用于过程性的时间最少在 1 个小时以上。病人排队等候时间长、辗转过程多，影响医院的秩序，病人及家属抱怨较多。本项目将侧重于对病人就诊流程的改造，通过信息系统的应

用，以信息数据跑路方式代替病人跑腿方式，从而简化病人诊疗过程，优化就诊环境，改变目前排队多、等候时间长、秩序混乱的局面。

三、缩短医患等待时间，提升流程运转效率，提高医院接诊能力

目前病人在院主要时间耗费在等待挂号、等待医生接诊、等待检查检验、等待结果报告、等待取药等环节，导致医生对个体病人的诊疗时间相对被拖延。本项目期望通过医院信息化建设，合理均衡分配病人各就诊环节，并能给予就诊指南，让病人有效安排时间，缩短等候时间，那么每日医院所能接诊的病人数量也能有所增加，产生的社会效益和间接经济效益是明显的。

四、解决"数据孤岛"问题，提升数据的可用性，有效支撑临床医教研

医院信息系统还存在着"数据孤岛"问题，所有系统产生的数据并不能完全互联互通，不能得到有效利用。因此，本项目期望能改善信息系统，大幅度提升对医疗数据的利用，以提高医院各项工作的效率和质量，促进医疗、教学、科研工作深入开展，减轻各类事务性工作的劳动强度，使医务人员腾出更多的精力和时间来服务病人。

五、解决管理责任不清晰问题，强化医院内部管理，提升医院健康运营能力

由于没有使用全面的资源管理应用系统，现有后勤与行政部

门仍采用粗犷的管理模式，导致医院耗材管理不清、医院绩效考核无法落实、医院医疗器械使用与保管责任不清晰、医院成本分摊不均、人力资源使用不到位等问题。信息系统的建设，使医院人、财、物联动，精确定位物资耗材的使用流程，明确保管义务与使用成本分摊，强化医院人力资源管理及耗材资源的合理性使用，充分体现医院信息系统的数据信息性及准确性，实现全面的医院预算管理、成本核算及人员绩效考核，促使医院更为健康地运营与发展。

因此，信息化系统建设项目对医院规模扩大及信息化提升是必要的，通过信息化应用系统的建设，辅助医院医疗业务服务及医院运营管理能力的双提升，彻底解决医院现阶段医疗服务与医院运营管理中存在的问题。

第三节　县级医院基于医联体建设开展信息化建设的意义

随着我国社会经济不断发展和居民人均收入不断提高，人民群众对医疗服务的需求也在逐步增加。但长期以来，我国医疗资源配置失衡，优质医疗资源大都集中在大城市、大医院，而面向广大群众的地方性、社区性卫生服务机构则较为缺乏高水平医疗资源。同时，受体制和机制制约，各级医疗机构之间的实际功能定位失当，彼此之间的合作也不通畅，疾病的预防、急救、诊断、治疗、康复割裂，难以形成科学有效的疾病防控体系，严重影响我国重大疾病防治能力，使得我国全民医疗服务在安全性、有效性、公平性、可及性和经济性等方面都面临挑战。

为深化医药卫生体制改革，建立健全基本医疗卫生制度，加快医疗卫生事业发展，优先满足群众基本医疗卫生需求，优化资源配置，提高利用效率，国家"十二五"规划提出了医疗联合体的概念，即由一所三级医院联合一定区域范围内的二级医院和社区卫生机构，组成医疗联合体（简称医联体），居民则选择就近就医，在社区首诊，逐级转诊。

推进医院分类管理，通过资源整合，加强康复和护理体系建设，有利于形成医疗、康复、护理有序衔接的新型医疗服务模式，有助于大幅缩短大医院平均住院时间，提高优质资源利用效率和医院收治住院病人能力。推动三级医院与区域医疗中心、基层医疗卫生机构开展对口支援、远程会诊和信息共享，探索建立大型三级医院与二级医院、基层医疗卫生机构一体化分工合作的区域医疗联合体，形成分级医疗、双向转诊、有序就医的新格局。"以病人为中心"，探索不同体制、机制下的医疗机构在疾病连续诊疗服务、重大疾病系统化干预等方面的协作机制具有重要的现实意义。

传统的卫生信息化多以医疗机构为单位自主建设，尽管发展迅速，但在医疗信息共享与综合利用的顶层设计上先天不足，导致医疗信息的完整性、一致性、可交换性等都存在很多问题，制约了区域疾病防控体系的发展。而信息技术在医疗卫生领域的广泛应用和发展，为打破机构间、专业间的问题，实现医疗资源共享，提供了强有力的技术手段。以信息化建设为抓手，加快医疗卫生服务体制和机制改革，已经成为推动我国医疗卫生事业发展的重要共识。

在国家政策指导下，四川大学华西医院切实践行国家以医联体为抓手促进分级诊疗有序发展的医药卫生体制改革方针，充分体现国家布局在西部地区的大型三级综合医院的资源优势与责任担当，结合多年来探索区域协同医疗服务体系的经验，因地制宜，积极推进优质医疗资源下沉，改善病人就医体验，积极创新探索四川大学华西医院紧密型医联体组织模式。

2017 年 10 月，由四川大学华西医院派驻具有医疗及运营管理背景的管理团队，驻地服务某县级医院管理及医联体建设工作，将四川大学华西医院酝酿发展近 17 年的流程优化、资源配置、绩效管理等先进理念引入该县级医院精细化运营管理中，与该县级医院可持续发展和学科建设相辅相成，使该县级医院焕发出新的生机与活力。

在四川大学华西医院与某县级医院的医联体建设过程中，医院信息系统建设可以更好地支撑医院的正常运作、优化医疗流程和模式，使医院在获取、传递、利用医疗信息资源方面更加灵活、快捷，极大地增强决策者的信息处理能力和方案评价选择能力，最大限度地减少决策过程中的不确定性、随意性和主观性，提高医院管理决策的效益和效率。四川大学华西医院外派管理团队同该县级医院干部职工一道，为信息化建设做出了不懈努力。

一、优化就医环境，提高工作效率

医院信息系统的应用，可以提高工作效率，节约病人看诊时间，通过计算机自动实时划价收费，使病人对医院的医疗收费服务更加满意，还可以通过规范医疗流程，为病人提供更优质的医疗服务。

二、加强经费管理，提高医院经济效益

医院医疗经费和物资管理，涉及的部门和人员多、流通环节多，是一个十分复杂的工作。而在医院信息系统管理模式下，可实现医疗经费、药品和物资的有效精确管理，降低成本，减少浪费，节约和充分利用医疗卫生资源。

三、实现科学管理，节省医院运营成本

通过在医院实施大规模信息化建设，充分利用计算机网络存储数据及信息功能，将原来手工环节中的检查单、注射卡、纸张处方、门诊日志等，通过网络来传递。信息化建设大大节省了日常开支，不仅方便了病人，控制了成本，还可以带来很好的社会效益，为医院持续发展打下基础。

四、增强医院核心竞争力，提高医务人员素质

计算机技术在医院各个层次、各个方面、各个部门广泛而深入的应用，增强和调动了医院各级各类人员学习高科技、运用计算机的主动性和积极性。对医务人员进行信息化系统培训，使他们掌握计算机基本知识和本科室情况，促使人员素质普遍提升，医务人员能准确描述自己的需求，能多科协作，共同推进信息化建设工作的开展，更加适应医院现代化建设与发展的客观要求。

所以，信息化建设是以医疗服务及医院管理所需为根本，建立符合医院实际及未来发展需求的信息系统整体平台，以信息化技术提升医疗服务能力及医院管理效率，从而更好地体现""以病人为中心"，以医疗质量为核心"的运营管理理念。

第四节　县级医院基于医联体建设的信息化探索

从 2017 年 10 月开始，随着四川大学华西医院同某县级医院医联体建设的推进，四川大学华西医院外派管理团队带领某县级医院全院干部职工先后多次开展医院信息化建设的优化和完善项

目的研讨工作。信息化建设是一个系统工程，且每个项目的建设都需要走相应流程，需完成层层审批，需要时间逐步完成。但是，从管理规范上着手，使医院信息中心能够及时整改和提升，有立竿见影的效果。

一、总体性原则

根据医院建设发展战略要求，研究国内外先进建设经验，结合医院管理思想和自身特色，做好顶层设计，整体规划，合理布局，分步实施，阶段跟踪，硬件和网络基础需适度超前，稳步实效推进医院信息化建设，加强信息技术在医院的应用，强调信息规范性、服务方便性、临床实用性、管理可及性。在满足病人、临床人员、医院管理者等各个层面的要求下，提升医院信息资源的协同共享能力。

二、建设思路

（一）加强信息化建设，统一组织领导。

医院信息化建设素有"一把手工程"之称，只有医院领导高度重视、亲自决策、亲自推动，才能在人力、物力、财力上得到有效保障，协调好重点项目、难点项目，保证信息化建设顺利实施。为切实加强医院信息化建设工作的组织领导，医院成立以院长为组长、分管副院长为副组长、各相关部门负责人为成员的信息化建设工作领导小组。领导小组结合医院的办院思想和发展战略，制定医院信息化建设发展规划，指导和督促医院信息化建设的推进。

（二）遵循"总体规划、分步实施、以业务为导向"的原则。

医院信息化系统要根据医院的现状（医院环境、医院发展、软硬件设施、国家政策要求等），按照总体规划、分步实施、以业务为导向，关注业务价值实现，成熟软件包与客户化开发相结合的原则来进行信息化建设。

总体规划是基础。总体规划做得好，就好比大楼的地基打得牢固。在总体规划时，需要同时根据 IT 技术和医院信息化发展趋势考虑系统可持续发展，考虑方案及配置的完善性和系统的先进性。系统应能够适应未来新技术，能够适应未来不断变化的业务，同时也能够支撑医院规模的扩大。系统框架决定了系统将来的扩展能力、对业务变化的适应能力以及系统的可持续发展能力。若实施上具有各类困难或条件不成熟，可按照分阶段实施的方式，将最为必要且最为可行的内容作为后期实施内容，将具有难度的内容作为后期实施内容，规避可能具有的风险因素。在实施网点覆盖范围上，根据条件予以先后次序，使项目能够切合实际，达到目标。

（三）优化病人就医流程。

在医院门诊信息化发展过程中，所采用的措施有些是与系统相关的，如挂号、收费一体化、增加新功能等，有些是与系统无关的，如分楼层挂号收费等。提高医疗服务质量的一个重要步骤就是分析医疗服务过程的现状，得出统计学上的规律，发现瓶颈所在，有针对性地采取管理措施，对医务人员做相应安排，对医疗资源做合理调度，在有限的时间空间内制订优化服务的方案。另外，能实时发现异常情况，及时做出响应。

（四）基于医院信息平台的业务整合与数据共享机制。

医院信息平台是一个集成各类应用系统以及日常运营的数据交换和业务协作平台。在此平台之上实现医院内部业务应用系统的协同性和互操作性，最终形成一个互联互通、支持辅助决策的医院业务协作平台。

医院信息平台需要支持不同系统的医疗数据的整合和交换，

以快速实现应用程序节点部署以及各医疗子系统之间的协同。医院信息系统的各子系统，如临床信息系统（CIS）、实验室信息管理系统（LIS）、放射信息系统（RIS）、影像归档和通信系统（PACS）等，传递和展现整个医疗过程中的相关信息。

通过医院信息平台的建设，规避系统之间"点对点"式的信息共享与交换机制，使得医院可以基于平台进行业务流程优化与管理，提高信息化管理水平。

（五）以电子病历为核心载体的病人诊疗数据组织与共享模式。

电子病历是健康档案在医疗机构的特定表现方式，标准化的电子病历数据是区域卫生信息化和健康档案建设的关键。

以电子病历为核心载体，强调"以病人为中心"，将病人全部的诊疗资料以统一的形式组织起来，通过医院信息平台以统一的方式向外展示，并使之与电子健康档案有机结合，形成以电子病历基本架构与数据标准为基础的病人诊疗数据标准化、规范化的共享与利用模式。

（六）临床服务与医院管理的协同。

医院管理分为医疗管理与运营管理。医疗管理通过对医院诊疗活动各个方面的直接与间接管理来保障临床服务的质量。而针对医院人、财、物的运营管理是为医院临床工作进行后勤保障的，其最终目标是为临床服务。医疗管理与运营管理需要同临床服务共享和交换各类数据，以实现相应的管理目标，促进临床服务质量的改善。在这个过程中，需要共享和交换的数据种类繁多，几乎涵盖医院信息系统的各个部分，因此需要建立基于集成平台的数据共享和交换机制。另外，医院管理与医疗服务在业务流程上也需要有机结合起来，如药品从采购到病人服用是一个逻辑非常严密的过程，流程上的差错有可能导致医疗差错甚至是医疗事故的发生。因此，将医院管理与临床服务的业务流程有机结合起来，建设这两方面工作的协同机制，是集成平台的核心目标之一。

（七）"以病人为中心"，实现医疗协同服务建设。

深化医药卫生体制改革的核心是以人为本。要从卫生服务理念、医疗卫生制度、卫生服务模式和服务手段等各方面充分体现以服务居民个人为中心的改革思想，以提高有限卫生资源的可及性和公平性，解决"看病难、看病贵"等问题。以居民健康档案和区域卫生信息平台建设为重点的医药卫生信息化战略规划和各项任务的提出，正是贯彻落实以人为本改革思想的具体举措。

为适应新形势的要求，在业务应用系统建设上，应树立以"人的健康"为中心的全程服务理念，以实现居民全生命周期健康管理为目标。医院信息系统的建设，一定要站在服务全局的高度，体现"以病人为中心"的思想，为病人提供更优质的医疗保健服务。

（八）积极推进某县级医院数据接入四川大学华西医院大数据平台。

为进一步加强四川大学华西医院与某县级医院的医联体建设，实现信息共享、信息统一、管理统一，该县级医院积极推进医院数据接入四川大学华西医院大数据平台的工作。

1. 分期实现数据接入。

2. 明确上报的表结构模型和数据字典，完成该县级医院对码工作，相关业务科室积极配合支持。

3. 调研该县级医院各业务系统建设及供应商情况，掌握数据集成难点和总结经验。

4. 了解该县级医院网络配置情况：目前有 20M 专线，暂无前置机，从虚拟资源中按最低配置先划资源，以满足一期数据接入需求。

5. 四川大学华西医院在前置机上提供数据质控验证，供该县级医院及时看到上传的数据质量，过程中涉及的反复工作应及时沟通协调。

三、规范落实信息化建设各项管理规章制度

建立健全和落实信息化建设各项管理规章制度，是确保医院信息系统建设顺利和安全运行的一项重要措施。因此，该县级医院将逐步完善落实相关规章制度，如信息网络系统各工作岗位职责、操作规程，信息网络系统出入管理制度，信息网络系统升级、维护制度，信息网络系统安全检查制度，信息网络系统应急制度等。

四、做好信息中心人才梯队建设

做好信息中心人才梯队建设，是医院信息化建设的基础和保障。信息中心人员绝对不是仅仅会维修电脑的普通人员，而是擅于数据挖掘、程序设计和研发的高级复合型人才。为加快信息化建设步伐，在医院领导班子的积极支持下，该县级医院完成了信息中心人力规划，在原有 6 人的基础上，根据测算，再增配 3 名工程师。从四川大学招聘到 2 名本科应届毕业生，从电子科技大学招聘到 1 名本科应届毕业生，为医院信息化建设储备优秀人才，加强信息中心人才梯队建设。

五、以点带面开展信息化建设工作

首先从优化门诊就医流程、改善病人就医体验入手，实现门诊信息系统的优化，然后对医院信息系统进行全面升级，优化和提升信息化功能和水平。

（一）实现门诊自助服务功能。

自助挂号缴费及报告打印一体机已在该县级医院正式投入使用，方便了病人挂号、缴费以及取检查检验报告。自助挂号缴费机在原有银联卡支付的基础上，增设了医保卡、微信、支付宝等多种支付方式，实现挂号减免6元，具有检验条码打印等多种功能。开通诊间支付模式，病人在就医后通过银行 APP、微信、支付宝扫描导诊单上面的二维码，就可以完成门诊医嘱的查看和费用缴纳，获得缴费后的导诊提示。应用检查区域自助叫号系统，使病人有序就诊。

（二）确保现行医院信息系统运行稳定是关键。

四川大学华西医院管理团队入驻后，首先高度重视医院信息系统的维护工作，改变了原来医院信息系统通过远程监控解决问题、每月仅1周时间有某医疗信息服务公司1名工程师驻地服务的局面，破例争取到了某医疗信息服务公司2名工程师每个工作日驻地该县级医院、专职维护医院信息系统的机会，确保了医院信息系统6.8版运行的稳定性和安全性，确保了医疗及管理工作有序开展。

（三）尽快升级医院医院信息系统。

针对医院医院信息系统的升级，信息中心组织进行了多轮现场演示，组织了多次外出实地考察，采管科通过公开招标，完成与某医疗信息服务公司的合同签署，通过近两年多时间的精心准备，于2020年4月进入了医院信息系统6.8版升级8.2版的改造期，实现了同四川大学华西医院医联体建设的信息统一管理。

医院信息化建设不仅提升了医生的工作效率，使医生有更多时间为病人服务，而且提高了病人满意度和信任度，同时也在无形之中树立起了医院的科技形象。而医院信息系统的建设，正是其中重要一环。该县级医院信息系统从1999年的方正系统，到2010年的医院信息系统6.8版，再到2020年的医院信息系统

8.2 版，历经 20 多年的努力，但是还需要进一步建设，才能达到较高的信息化水平。

六、开展远程会诊

通过远程会诊，依托四川大学华西医院的优质医疗资源，实现在线服务，尽力满足病人诊疗需求。2018—2020 年，该县级医院成功开展远程联合门诊 22 人次、远程联合查房 88 人次、远程会诊 659 人次，于 2020 年年末开展了远程联合查房新项目，即通过线上面对面远程联合查房了解放疗病人情况，对病人进行及时合理的诊治，目前已成功帮助多位放疗病人上转至四川大学华西医院进行放疗。

七、在医联体建设的基础上，开展具有当地特色的医共体信息化建设

该县级医院在医联体建设的引领下，在综合服务能力提升的基础上，开始了医共体建设工作。在医共体建设中，完成与多家乡镇卫生院的网络与信息系统建设，共网建设了远程影像中心、远程心电中心，将多家乡镇卫生院与该县级医院影像中心连接，完成 PACS 数据储存与调阅，将多家乡镇卫生院与该县级医院心电中心连接，初步实现了该县级医院与多家乡镇卫生院影像和心电的同质化管理。

八、其他方面

该县级医院信息中心根据医院实际需求，开发了护理不良事件上报系统，作为医疗不良事件管理系统的子系统，经过完善和

使用培训，已在全院投入使用；升级了医院病案管理系统，开发接口程序，完成向省平台以及国家绩效考核平台的病案数据上传工作，特别对 2019 年 1 月至 8 月的数据，信息中心根据必填项的要求，逐字段进行了验证，累计修改一万余处，把好数据上传的最后一个关口；组织完成其他事项，如门诊流程优化、改善门诊病人就医体验所需物资调研及申报工作等。

第五节　信息中心规范化管理

信息中心规范化管理的目的在于变"运动式"管理为"常态化"管理，由"人管人"转变为"制度规范人""文化引导人"，使"规范化科室管理"成为深化运营创新，持续推进医、教、研发展的基础和支撑。故该县级医院对信息中心各项规章制度进行了全面梳理，按规章制度执行考核，并根据医院及科室的发展目标进行实时修订。

一、信息中心工作制度

（一）在分管副院长领导下，维护全院计算机网络的正常运转和安全使用。

（二）严格执行国家和上级机关对计算机网络管理的有关规定，做好安全、保密工作。

（三）严格执行操作流程，完成对网络硬件、软件的维护、保养工作，及时处理网络故障，确保系统不间断正常运行。

（四）网络服务器实施封闭式管理，服务器只能由网管员操作，严禁任何其他人员使用服务器。

（五）指导和督促用户按规范使用设备和按程序操作。做好对用户的服务，积极开展计算机应用推广和培训工作。

（六）做好数据维护和备份工作。保证数据安全、完整，定期导出备份，努力提高数据、资料的利用率。

（七）提高防范病毒入侵的技术和管理水平，保证网络运行安全，达到信息安全等级保护三级要求。

（八）加强业务学习，不断提高业务水平，积极开展科研和开发工作。

（九）爱护国家财产，节水节电，切实做好防火、防盗工作。

二、信息中心人员值班制度

为保证医院信息系统正常运行和工作顺利开展，确保医院各类信息设备安全，特制定本制度。

（一）信息中心实施 24 小时电话值班，值班人员由信息中心技术人员担任。

（二）值班人员保持 24 小时通信畅通，及时处理使用科室出现的各种相关故障，并做好记录。如遇到不能处理的问题及时向科室主任汇报和请示，如需要在正常上班时段处理，记录在案并向科室说明原因，如遇到重大事故及时向信息中心主任和分管副院长报告。

（三）值班人员每日对机房设施设备、数据备份进行检查并做好登记，如有异常情况及时告知信息中心主任和专管人员。值班人员应认真按规程操作机房内各类设备，严防差错事故发生，发现故障及时处理。

（四）认真做好交接班工作，做到交接清楚、责任分明、手续完备。

（五）如遇特殊原因值班人员不能值班，应在一个工作日之前向信息中心主任说明情况请假调班，安排好其他人员代班。

三、信息中心机房管理制度

为科学、有效管理信息中心机房，保证网络系统安全、高效运行和使用，结合本院网络结构及运行情况，特制定本制度，请遵照执行。

（一）信息中心机房日常管理。

1. 路由器、交换机和服务器以及通信设备是网络的关键设备，必须放置在计算机机房内，不得自行配置或更换，更不能挪作他用。

2. 机房要保持清洁、卫生，并由专人每日 24 小时负责管理和维护（包括温度、湿度、电力系统、网络设备等）。机房钥匙要严格保管，不得随意转借，非工作时间进入机房应先与保卫科联系，无关人员未经管理人员批准严禁进入机房。

3. 严禁易燃易爆和强磁物品及其他与机房工作无关的物品进入机房。消防物品要放在指定位置，任何人不得随意挪动。机房工作人员要掌握防火技能，定期检查消防设施是否正常。出现异常情况应立即采取切断电源、报警、使用灭火设备等正确方式予以处理。

4. 建立机房管理登记制度，对本地局域网、互联网、IP 电话的运行建立档案。未发生故障或有故障隐患时，当班人员不可对中继、光纤、网线及各种设备进行任何调试，对所发生的故障、处理过程和结果等做好详细记录。

5. 网管人员应做好网络安全工作，服务器的各种账号严格保密。监控网络上的数据流，从中检测出攻击行为并给予响应和处理。

6. 做好操作系统的补丁修正工作。

7. 网管人员统一管理计算机及其相关设备，完整保存计算机及其相关设备的驱动程序、保修卡及重要随机文件。

8. 制定数据管理制度。对数据实施严格的安全与保密管理，防止系统数据的非法生成、变更、泄露、丢失及破坏。当班人员应在数据库的系统认证、系统授权、系统完整性、补丁和修正程序方面实时修改。

（二）计算机病毒防范管理。

1. 网管人员应有较强的病毒防范意识，定期进行病毒检测（特别是服务器），发现病毒应立即处理。

2. 采用国家许可的正版防病毒软件并及时更新软件版本。

3. 未经领导许可，网管人员不得在服务器上安装新软件，若确实需要安装，安装前应进行病毒例行检测。

4. 经远程通信传送的程序或数据，必须经过检测确认无病毒后方可使用。

（三）数据保密及数据备份。

1. 根据数据的保密规定和用途，确定使用人员的存取权限、存取方式和审批手续。

2. 禁止泄露、外借和转移专业数据信息。

3. 未经批准不得随意更改业务数据。

4. 网管人员制作数据的备份要异地存放，确保系统一旦发生故障能够快速恢复，备份数据不得更改。

5. 业务数据必须定期、完整、真实、准确地转储到不可更改的介质上，并要求集中和异地保存，保存期限至少2年。

6. 备份的数据由网管人员负责保管，备份的数据应在指定的数据保管室或指定的场所保管。

7. 备份数据资料保管地点应有防火、防热、防潮、防尘、防磁、防盗设施。

四、信息系统变更、发布、配置管理制度

为规范信息系统变更、发布、配置管理，提高软件管理水平，优化软件变更与维护管理流程，特制定本制度。

（一）信息系统变更、发布、配置工作可分为下面三类：功能完善维护、系统缺陷修改、统计报表生成。功能完善维护指根据业务部门的需求，对信息系统进行的功能完善性或适应性维护；系统缺陷修改指对一些系统功能或使用上的问题进行修复，这些问题是由系统设计的缺陷引发的；统计报表生成指为满足业务部门对统计报表数据生成的需要，进行不包含在应用系统功能之内的数据处理工作。

（二）信息系统变更、发布、配置工作以任务形式由需求方（一般为业务科室）和维护方（信息中心和软件厂商）协作完成。信息系统变更、发布、配置过程类似软件开发、发布、配置，大致可分为四个阶段：任务提交和接受、任务实现、任务验收和程序下发上线。

（三）需求科室提出系统需求，填写"信息系统变更申请表"，见表3.1，由需求科室负责人签字同意后提交给信息科。

表 3.1　信息系统变更申请表

变更申请人		申请日期	
原需求内容描述			
变更内容描述			
需求科室负责人意见	签字：		
信息科意见	签字：		
备注			

（四）信息中心负责接受需求、分析需求、提出建议并上报给信息中心主管领导。信息中心主管领导对使用科室的信息系统变更申请表予以批复。

（五）信息中心根据部门提供的需求与软件开发商联系，协同实现信息系统变更需求，产生供发布的程序。

（六）信息中心组织相关业务部门的信息系统最终用户对系统程序变更程序进行测试。

（七）信息系统变更程序测试完成后，由信息中心配置完善信息系统，正式发布并通知需求科室。

（八）信息中心出具信息系统变更验收报告，见表 3.2，经需求科室签字验收。

表 3.2　信息系统变更验收报告

验收报告	需求科室			
	系统名称			
	系统名称英文缩写		系统版本	
任务完成情况栏 ＊由信息中心根据任务完成实际情况填写＊				
任务名称				
实际开始时间		实际完成时间		
【任务完成情况】：＊由信息中心简要概述任务完成情况＊				
需求科室接收人签字：　　　　信息中心提交人签字： 日　期：_____　　　　日　期：_____				
需求科室验收人员	角色/职责：	信息中心协助人员	角色/职责：	

五、信息保护制度

（一）所有计算机用户应遵守中华人民共和国法律法规和已有的安全操作规范，必须严格执行安全保密制度，并对所提供信息负责。

（二）加强服务器存储冗余建设，保障信息物理安全，防止数据丢失。医院信息数据应做好双机热备和异地灾备措施，并做好日常监测记录，确保数据完整、安全。

（三）禁止泄露、外借和转移专业数据信息。核心数据库密码只能由数据库管理员和信息中心主任掌握。数据库连接配置均由数据库管理员统一配置。

（四）通过网络安全设备和院内业务网络与互联网办公区域物理隔离模式，保障信息网络安全，防止被窃取。

（五）严禁工作人员利用职务之便泄露病人信息，包括病人基本信息、诊断信息和医嘱信息等。

（六）严禁工作人员以任何方式进行非业务统方。

（七）除正常系统维护，所有业务数据的更改必须有医务部、护理部分管副院长或院长的审批，未经批准不得随意更改业务数据。

（八）医院信息应用系统合法用户实行实名加密，独享登录使用，各用户对产生的业务数据负相关责任，在医院内部管理应用范围等同手写签名。个人的密码、密钥等应由使用人负责保管和保密，禁止外借他用。如有遗失应及时通知信息管理部门备案。工作人员调离岗位前应做到：移交所有系统的一切资料，及时更换系统口令，对调离人员重申离岗后承担的安全与保密责任和义务。

（九）每个人必须对自己账号的唯一登陆性负责，否则，由此产生的数据安全问题由其本人负全部责任。严禁未经允许，使用他人工号收费、删除费用，对于恶意删除他人财务数据者，按违反财务制度处罚。

（十）各科室要明确安排专人具体负责，建立严格的使用和管理制度，重点要管理好本科室的计算机。计算机使用人员必须按规定保守病人信息秘密。

（十一）所有进入计算机及网络系统的移动数据存储设备，必须经过严格处理，对于造成损失的有关人员，应追究相关责任。

（十二）任何部门和个人未经主管院长同意，不能将医院信息系统的信息数据拷贝或抄写给他人或部门（单位），以免泄露医院机密。

（十三）院内工作用的计算机未经允许，绝对禁止连接外网或与院外其他公共网络直接连接。如需连接外网，需另配单独电脑并安装杀毒软件。

（十四）使用医院网络的职工具有信息保密的义务。任何人不得利用计算机网络泄露医院机密、技术资料和其他保密资料。

（十五）医院的源程序应由专人管理。源程序修改完后，必须书写软件修改日志。

六、信息中心保护病人隐私工作制度

为规范医院信息安全等级保护管理，提高信息安全保障能力和水平，维护国家安全、社会稳定和公共利益，保护病人隐私，保障和促进信息化建设，根据《中华人民共和国计算机信息系统安全保护条例》《信息安全等级保护管理办法》等有关法律法规，特制定本工作制度。

医院的信息数据一旦遭窃，可能导致病人隐私外泄，所以医院信息安全要从严管理，对全院信息系统进行分级保护和管理。集门诊、病区和医院行政管理信息为一体的医院信息系统、收费系统、病案管理系统等，被定为最高级别的安全保护信息系统。

（一）对医院各系统将实行分级安全管理。对安全保护等级为二级以上的信息系统，采用等级保护备案制度。根据有关保密规定，医院信息系统、实验室信息管理系统、影像归档和通信系统为三级安全保护信息系统。

（二）成立信息化安全工作领导小组，对全院的信息安全工作进行领导和管理，明确保护病人隐私的责任主体和工作目标。

（三）制定医院计算机信息系统安全管理规定，包括服务器管理制度、网络设备管理制度、网络工作站管理制度、"第三方"来访安全管理制度、中心机房管理制度、操作系统操作规范、数据库系统操作规范、信息中心工作制度、信息中心值班制度、中心机房设备出入流程。从信息系统工作中的每一个工作点上进行管理，从根本上保障病人隐私信息的安全。

（四）制定《医院计算机网络安全管理规定》，包括医院网络系统安全管理规定、网络设备管理制度、网络工作站管理制度、医院互联网接入计算机信息备案须知、医院互联网接入计算机信息备案表。采用互联网与医院信息局域网相隔离的制度，从硬件基础上保护病人隐私，使病人信息不被传送、修改、复制、下载。杜绝黑客和病毒造成病人隐私的泄露。

（五）制定《系统分级管理（授权）管理制度》，包括医院中心机房密码管理制度、医院信息系统授权管理规定、医院信息系统权限明细、医院信息系统授权申请表、医院职工调整（授权）回执、医院计算机信息安全责任书。对不同的工作人员采用分级管理，财务管理系统、病案管理系统、药品管理系统、医院办公系统（OA）、网站系统被列为二级安全保护信息系统严格管理。严格权限设置，避免病人隐私信息被泄露而侵害病人的隐私权。

（六）对医院信息系统采用双机热备方式，制定相关应急预案。避免因为外在原因而造成信息丢失或系统错误，或者因系统运行不稳定造成病人相关信息丢失或错误，影响病人隐私安全。

（七）加强学习，提高医务人员保护病人隐私的法律意识，对信息系统操作人员采用培训、考核制度，加强信息安全教育，提高安全防范意识。

（八）加强信息系统建设，减少程序本身存在的漏洞和安全隐患。针对系统存在的安全隐患，加强病历相关系统的安全学习，加强程序内部的管理与控制，使医院内各系统之间实现无缝连接，同时加强对落后系统软件的升级，消除程序本身及开发平台方面存在的隐患。安装杀毒软件及防火墙，从技术上使系统内数据得到有效的安全保障，防止病人信息被动泄露。

（九）提高病人隐私权的自我保护意识。病历建设、应用中，病人隐私权的有效保护需要医患双方共同努力。病人应当逐步提高自我保护意识，增强自我保护技能。在病人就诊的每一个节点为病人提供有效提示，加强医患沟通，共同保护好病人隐私。

七、信息中心电子病历管理制度

电子病历（Electronic Medical Record，EMR）也叫计算机化的病案系统或基于计算机的病人记录（Computer－based Patient Record，CPR）。它是用电子设备（计算机、健康卡等）保存、管理、传输和重现的数字化的医疗记录，用以取代手写纸张病历。它的内容包括纸张病历的所有信息。为进一步做好医院电子病历管理，医院特制定本制度。

（一）医务人员应保证撰写的电子病历的真实性。必须妥善保管自己的用户名并妥善设置登录密码，建议定期更改密码，不允许泄露给他人使用。医生个人对电子病历系统中以本人姓名生成的病历承担相应法律责任。

（二）电子住院病历系统设立三级权限，分别包括经治医生（包括有处方权的进修医师）、上级医师、主任医师（包括主任医师、副主任医师）。权限逐级降低，相应级别的权限限于修改本人生成的病历及同一科室低于自己级别的病历。

（三）医务部负责将新入职医生名单、转科医生名单的起止时间和科室等内容报送信息中心，由信息中心进行权限维护，每年医务部将聘用人员职称报信息中心进行相应的职称权限调整。

（四）科室发现医生权限与实际情况不符的，由本人提出书面申请，经主管科室领导签名、医务部审核后报信息中心进行权限调整。

（五）调离本院、取消或暂停处方权的人员，由医务部出具通知报信息中心，信息中心及时取消权限或调整相应权限。

（六）医务部具体负责电子病历的召回和电子病历的监控。

（七）住院电子病历的存储采取系统服务器备份和纸质病历存储两种形式。医务人员在书写或修改电子住院病历时，该病历信息应及时由系统服务器备份。纸质运行病历由所在科室保管，纸质出院病历由病案室保管。

（八）信息中心必须对电子住院病历进行灾难备份。

（九）住院电子病历档案的存储时间，不得少于法律规定的纸质病历的存留年限。

（十）信息中心要妥善保管病人的住院电子病历，维护病人的隐私权，对住院电子病历实行严格管理，避免数据被篡改、伪造、隐匿、窃取和毁坏。

（十一）需对电子病历内容进行后台数据更改的，必须填写修改申请单，写明修改原因和修改内容，并由医务部领导和当事医生签字。

（十二）信息中心见签字确认的电子病历修改申请单才能予

以修改。任何工作人员不得随意修改电子病历内容。

（十三）电子住院病历的销毁必须得到医院主管部门和医院领导的批准。任何科室和个人不得自行销毁电子住院病历。

八、信息中心电子医嘱修改制度

（一）电子医嘱修改流程。

1. 护士或医生发现问题及时向信息中心反映。

2. 信息中心及时判定原因，是病区操作失误导致还是系统漏洞造成，并告知病区。

3. 当事护士或医生向医务部申请修改医嘱，填写修改申请单并注明修改原因及修改内容。

4. 医务部判定是否予以修改，如需修改，则由医务部负责人签字确认。

5. 信息中心予以修改。

（二）电子医嘱的修改必须符合法律法规及医保规定。

（三）已出院并结算的病人医嘱不再修改。

（四）信息中心工作人员不得擅自修改后台电子医嘱和费用。

（五）信息中心由专人管理电子医嘱和费用的相关修改文档。

（六）信息中心发现操作失误过多的病区或个人，及时督促其整改。

九、信息中心培训制度

（一）总则。

1. 本培训制度包括岗前培训和在职培训两部分内容。

2. 信息中心的培训由主任或主任安排的专人组织，定期完成。

3. 信息中心的培训记录由部门专人负责并统一保管。

（二）岗前培训。

1. 信息中心内部的岗前培训由主任或主任安排专人组织，培训重点是与本部门有关的特定工作内容。培训应从新职工进入科室之日起，并在半年内完成。

2. 临时工、进修生和实习生岗前培训工作由主任或主任安排专人组织，内容包括医院总体介绍、规章制度和主要工作程序介绍、工作职责和安全保卫教育等。

（三）在职培训。

1. 在职培训的形式。

（1）部门内业务学习。

（2）参加学习班或学术会议。

（3）国内或国际进修与学习。

（4）在职研究生。

2. 主要培训方向。

（1）消防安全。

（2）与本职工作相关的技能和知识。

（3）本部门技术与知识的新进展。

（4）其他有助于改进服务工作的知识与技能。

3. 在职培训计划见表3.3。

表3.3　在职培训计划

种类	层次	方法	时间安排
服务和制度培训	医院、科室制度	集体讨论各章节内容，并每次选一个主讲	不定期
	医院安全制度	集体讨论各章节内容，并每次选一个主讲	半年
	医院消防制度	请保卫科讲解，以后集体讨论	一年
	信息法规	集体学习讨论	半年

种类	层次	方法	时间安排
科室业务	技术支持服务	明确网络、服务器、设备技术支持，不断完善	每个月选择一个题目
	软件开发设计	医院信息系统设计讨论、软件故障讨论	
	系统网络	医院网络结构与网络故障及无线网络培训	
	服务器及数据库	医院服务器与数据库管理培训	
专业知识	新开发工具	对新的 net 或 java、cache 等的培训	每季度不少于一次
	新的操作系统	Windows、SQL 数据库等	
	新的硬件系统	网络防火墙、数据中心等	

十、信息中心上岗制度

（一）软硬件维护岗位要求。

1. 具备基本的计算机、打印机的检修能力。

2. 具备基本的计算机网络维护能力。

3. 具备基本的结构化查询语言（SQL）数据库维护能力。

4. 能够熟练安装 Windows 操作系统、各类驱动程序。

5. 熟练操作、使用、配置医院管理系统相关软件。

6. 具备基本的综合布线方面的知识。

7. 能够按照标准制作网络跳线。

8. 熟练掌握医院弱电机房的分布和线路走向。

（二）网络管理/系统安全岗位要求。

1. 熟悉主流网络设备的配置。

2. 熟悉网络架构规划。

3．熟悉各种安全产品的配置。

4．能掌握当前信息安全发展态势。

5．熟知主流操作系统安全配置及安装。

6．具备基本的计算机、打印机的检修能力。

7．具备基本的计算机网络维护能力。

（三）数据库管理员岗位要求。

1．熟悉 AQL server/Oracle 数据库安装操作及配置。

2．熟悉医院主要业务数据库配置及表结构。

3．熟悉数据库安全配置、备份及恢复。

4．能对数据库性能进行监控及调整。

5．熟悉数据库操作语言、数据统计。

6．具备基本的计算机、打印机的检修能力。

7．具备基本的计算机网络维护能力。

十一、信息中心离岗制度

为规范医院信息中心信息安全管理工作，保证计算机和网络的信息安全，防止信息中心失密、泄密事件发生，特制定本制度。

（一）工作人员离岗离职时，有关部门应即时取消其计算机涉密信息系统访问授权。工作人员离岗离职之后，仍对其在任职期间接触、知悉的属于信息中心或属于第三方但由本单位承诺或负有保密义务的秘密信息，承担如同任职期间一样的保密义务和不擅自使用的义务，直至该秘密信息成为公开信息，而无论离岗离职人员因何种原因离岗离职。

（二）工作人员离岗离职时，应该把下列资料交给下一任工作人员。

1．信息中心管理的所有服务器、交换机、路由器的用户名和密码口令。

2. 网络系统集成的文档包括路由器、交换机和服务器参数，网络拓扑图，网络布线图，虚网划分，IP 地址分配等网络机密资料。

3. 随机赠送的服务器、网络通信设备携带的说明书以及各种文字资料等网络系统的重要资料。

4. 有关网络建设与信息化建设的各种合同、上级部门的各种批文，以及网络管理和配备的各种规则、条例等文字资料。

（三）离岗离职人员因职务上的需要所持有或保管的一切记录着本单位秘密信息的文件、资料、图表、笔记、报告、信件、传真、磁带、磁盘、仪器以及其他任何形式的载体，均归信息中心所有，无论这些秘密信息有无商业上的价值。

（四）离岗离职人员应在离岗离职时，或者向信息中心提出请求时，返还全部属于信息中心的财产，包括记载着信息中心秘密信息的一切载体。

（五）离岗离职人员离岗离职时，应将工作室使用的电脑、U 盘等一切存储设备中与工作相关或与信息中心有利益关系的信息、文件等内容交给本部门领导，不得在离岗离职后以任何形式带走相关信息。

十二、信息中心人员考核制度

对信息中心人员制定本考核方法，以督导信息中心人员认真执行各项规章制度，保质保量完成信息中心工作。

（一）认真遵守医院及科室内的各项规章制度，如有一次违反扣 20 元，依次加倍。

（二）严格遵守劳动纪律，不迟到、不早退，如有一次无故迟到早退现象，依据情节扣 50 元，依次加倍。

（三）工作态度认真，按时完成上级交派的各项工作任务，如有一次无故未按时完成，影响工作进度扣 20 元，依次加倍。

（四）牢固树立为临床一线服务的思想，服务及时到位。如出现一次无故不到位（院内科室有效投诉），经查属实，扣 50 元，影响医疗工作，造成严重后果的，扣当月绩效一半。

（五）值班人员负责接听电话和处理问题，有权协调安排信息中心其他人员到科室解决问题，负责完成故障记录及故障排除记录，电话无人接听每次扣 20 元。

（六）数据备份人员负责数据维护记录表、数据库及服务器维护表、信息中心值班记录表、数据备份记录表的填写，发生一次未填写或填写不全者扣 20 元。

（七）对需要返回厂家进行维修的设备必须做好登记，若因故造成设备丢失或引起纠纷的，由网管人员自行负责。

（八）加班一次（一小时以上），误餐补助 10 元。

十三、信息中心备份与恢复制度

为加强应急预案的规范化管理和实施，完善医院信息安全建设，特制定本管理制度。

（一）适用范围。

本文件用于医院信息化管理实施过程中的所有医疗数据、系统数据及个人数据。医院的一切工作数据分为系统数据和个人数据。系统数据包括医院整体工作数据和医院信息系统数据。个人数据包括门急诊及临床各个工作站点的工作数据、科室各个工作人员的工作数据和个人数据。

（二）岗位职责。

1. 应用管理员备份工作职责。

（1）向备份管理员提出备份申请和恢复需求。

（2）协助备份管理员完成备份或恢复工作并测试。

（3）制定稳定的备份周期，并妥善保管移动硬盘等备份介质。

2. 备份管理员备份工作职责。

（1）接收、分析应用管理员的备份申请和恢复需求，并实施备份或恢复。

（2）制定相应的系统文件备份策略和个人文件备份策略，对重要的系统文件（包括个别重要的个人文件）按计划做好备份和记录。

（3）备份计划应当根据具体情况及时更新。

（三）管理规定。

1. 对于备份策略的选择，根据所备份文件的重要性和使用频率，选择不同的备份策略（介质、时间和周期）。

2. 对于需要紧急恢复和备份的数据可以在工作时间临时备份。其余数据的备份尽量在工作时间之外进行，尽量不影响医院正常工作。

3. 任何情况下系统文件的备份优先级高于个人文件备份。

十四、信息系统操作权限分级管理规定

为加强计算机及信息网络安全及保密管理，避免操作权限失控，并防止一些用户利用非法手段取得权限进行不正确活动，特制定系统操作权限分级管理规定，对各用户上网活动进行严格管理，并按照各用户的身份对用户访问权限进行严格控制，保证网络正常运转，确保应用程序安全、稳定运行。

（一）所有服务器、主要网络设备，包括核心交换机、路由器、防火墙及其他系统主要设备由网络安全管理员负责管理，任何人不得擅自操作网络设备、修改网络参数和服务器的相关设置等。

（二）对于某服务公司的服务器系统、cache 数据库，信息中心应配合服务公司一起正确分配权限，并添加严密的口令予以保护，口令应定期修改，除了网络安全管理、数据备份人员，其他人员严禁使用、扫描或猜测口令。

（三）软件开发人员对于 cache 数据库仅查询使用，若遇特殊情况需修改，应报服务公司、分管院领导同意后进行，SQL数据库由开发人员负责，定期做好备份工作。

（四）对于主要网络设备的设置、修改，网络安全管理员应当做好登记、备案，并定期备份，确保在系统发生故障时，能及时恢复，以保障网络正常运行。

（五）数据库备份人员定期进行网络巡查，填好巡查日志并报某服务公司网络部，定期检查数据自动备份、异地备份情况，做好数据手工刻盘工作。

（六）信息中心管理人员要明确管理职责，不得擅自将自己的操作权限转交他人，避免操作权限失控。未经领导批准也不得超越权限操作。调离岗位应及时收回授权。

十五、医院信息系统数据使用制度

为加强医院信息系统数据的安全使用管理，特制定本制度。

（一）医院信息系统数据的范围：基于医疗、教学、科研和管理活动的各类业务系统产生的数字化成果。

（二）医院信息系统数据所有权归医院，信息数据的服务工作由信息中心负责。使用部门负责人和数据使用人需严格对信息系统数据承担保密责任和安全责任。

（三）医院信息系统数据的使用需遵循的要求如下。

1. 使用登记要求：按照使用部门和使用目的进行实名登记。

2. 逐级审批要求：由数据申请部门、数据申请部门分管院领导、数据管理部门、数据管理部门分管院领导共同签批。

3. 局域网使用要求：用户从信息中心获取的数据以及自行通过业务系统导出的数据，需在医院办公局域网机器中使用。

4. 有限交互要求：凡有第三方参与，其参研人员只能接触脱敏后的汇总数据。数据使用中应签订配套数据保密协议，只能应用于协议中申明的学术和研究活动。

5. 数据脱敏要求：对于药品和材料等敏感数据的统计查询，原则上均不能按医嘱项目统计到科室和医生名下。

6. 病人隐私保护要求：为保护病人隐私，除特殊数据需求（公安办案、随访等），一律需对姓名、身份证号码、居住地和电话号码等唯一身份标识做隐私化处理。

（四）医院信息系统数据使用的申请流程管理。

医院信息系统数据指在医院现有的信息系统运行过程中产生的各类医嘱、药品、材料、价格、费用、项目名称等信息的数字化表现形式。医院信息系统数据使用应当遵循规范的申请流程。

1. 医院信息系统数据的申请查询管理。

（1）若是因工作需要而周期性地查询，需要报信息中心备案，并在信息例会向医院领导申报，若得许可，则在信息系统软件中实现，并将查询权限纳入权限分配管理。

（2）若是因工作需要而临时性地查询某些数据，则需要由信息中心备案，再由申请方做好申请报告并由相关分管副院长或管理科室领导签字后由信息中心临时查询。

（3）若是外部人员因故（司法调查、上级检查、病员申请）需要查询，则需要出示相应的法律文件或本院直属医疗质量管理部门的书面通知及查询人员的身份证明，并由分管副院长或管理科室领导签字后，由信息中心负责查询。

2. 医院信息系统数据的修改流程管理。

因系统变更、数据死锁、系统设计缺陷或人员操作失误引起的数据错误修改，都必须至医务部填写修改申请报告，并由医务部部长签字后交由信息中心进行修改。

（五）医院信息系统数据安全：医院信息系统数据的安全性直接影响医院决策和病人的利益，任何人或科室在未经授权的情况下不得擅自查询和改动医院的信息数据。

（六）数据使用方和数据提供方若未按医院要求使用医院信息数据，按《缺陷管理条例》与相关管理制度追究使用部门责任人的责任。由数据泄露所造成的任何形式的损害，医院有权进行法律追诉。

（七）医院信息系统数据由信息中心进行管理，符合备份和恢复管理办法。信息中心管理人员必须以身作则，严格遵守以上规定，保证各项系统数据的严谨性和准确性，保护病人隐私。

十六、医院信息技术文档管理制度

（一）医院信息技术文档包括：①计算机硬件、网络设备的资料；②医院信息管理系统；③采用数字设备采集制作的图像文件；④用于信息发布的影像资料；⑤各种备份数据；⑥使用视频捕获设备录入或使用软件生成的影像文件；⑦用音频设备录入的声音文件；⑧软件开发活动中形成的程序文件和参数文件。

（二）医院信息技术文档所含种类：纸质文档、电子文字文档、电子表格、视频文档、音频文档、电子图像、光学存储介质、U盘存储介质。

（三）医院信息技术文档的收集、整理分为红、黄、绿三级。红色级别：重要信息数据备份、重要信息技术参数文档、政策规范信息技术资料、信息相关法律法规资料等。黄色级别：硬件驱动程序、软件安装程序、硬件设备使用说明手册、系统软件操作说明等。绿色级别：培训课件、学习资料记录等。

（四）医院信息技术文件的收集、整理要求。为确保信息技术文档的真实性、完整性、可识别性、保密性，应采取加以防范的管理制度。

1. 定期对红、黄级文档进行备份，对重要文件应脱机保存，异地备份，对绿级文档进行收集、整理。

2. 在条件允许的情况下，将部分重要信息技术文档设定为只读方式，不可对其进行修改和删除等操作。

3. 红、黄级部分文档在条件允许的情况下，采用加密技术，确保文档的真实性、有效性。

4. 与黄级文档相关的支持信息、背景信息、数据资料，归为绿级文档管理。

5. 红级文档保存为一式两份，分信息中心集中管理备存和异地封存。黄级文档统一收集，由信息中心管理以备查阅调用。绿级文档列为普通文档管理，科室自行管理备存。

十七、信息中心密码口令管理规定

（一）密码分类。

1. 密码分为管理员密码和用户密码。

2. 管理员密码的安全级别高于用户密码，管理员密码的管理要求也高于用户密码。

（二）密码使用的管理规范。

1. 用户密码除特殊情况外，只允许用户本人使用，密码的长度最少为 6 位（弱密码）。

2. 管理员密码由多位管理员使用，不允许向非管理员泄露密码，密码的长度要在 8 位以上，包含数字、大小写英文字母、特殊符号三项之中的至少两项。

3. 密码的使用周期。普通用户可根据自己需求设置密码周期，建议最少以一年为周期；管理员密码的密码周期为 3 个月，届时需要做好密码更改工作，并通知所有管理员。

4. 用户密码由用户自行设定，若有遗忘，需要查询或重置密码，必须到信息中心得到许可后由管理员完成查询或重置密码工作。

十八、信息中心例会制度

为促进医院信息化又好又快发展，遵循"客观、务实、科学"的谨慎态度，根据医院中长期规划和政府行政指导，医院建立信息领导小组，审查和决议医院信息化建设项目和目标，加强医院各部门信息化应用的有效沟通协调，及时解决问题和规范信息化行为和管理，制定本信息中心例会制度。

（一）每年召开两次以上信息领导小组会议，审查、决议、修订信息化建设目标和任务。

（二）信息中心每月向分管副院长汇报当月信息化建设情况及下月信息化建设计划。

（三）针对信息建设相关问题，召开信息例会，加强与使用部门的沟通与协调。

（四）信息例会由信息中心主持，分管院领导监督，各部门积极配合。

（五）信息中心应认真记录各部门在信息系统应用中存在和需要解决的问题，并制订整改方案。

（六）需多科配合解决的问题，信息中心应做好协调和监督工作。

（七）按照医院整体管理目标，信息中心每年向院部提交医院信息发展规划，提交院长办公会审批同意后，由信息中心实施和执行。

十九、信息中心沟通协调机制

通过信息中心例会制度规范信息化建设，促进软件项目实施，加强医院内部各部门之间的协调和沟通。根据医院的运营实践，特制定本信息中心沟通协调机制。

（一）信息中心每年下发软硬件维护登记本于医院各科室，各科室对信息中心的意见及建议可填写于维护登记本上。信息中心每月维护巡检时进行问题收集，对上月提出的问题给予书面回复。

（二）各科室对软件的修改需求，可通过书面申请，由信息中心审定后交软件公司处理。

（三）信息中心需要经常通过现场询问模式与各科室沟通，了解具体需求和实际操作情况。特别是在电话沟通不明了时，必须当面沟通。

（四）通过电话与客户经理沟通相关事项，协调工程技术人员。

（五）对软件产品的功能性展示通过演示会开展，通知相关科室参加并进行评价。

（六）对于重要软件项目或重要信息化建设事项，通过会议模式与软件公司进行沟通协调。

（七）通过发函的模式，书面向供应商提出重要的事项及要求。

二十、信息中心信息系统设备管理制度

为保证医院信息系统的正常运行和使用，维护医院正常的医疗秩序，促进医院信息系统的应用和发展，特制定信息中心信息

系统设备管理制度。

（一）日常维护。

1. 建立预防性保养维修制度：由信息中心管理人员定期对病区的计算机及打印设备进行每季度一次的检查，若发现问题及时处理。使用部门对计算机及外围设备有保管的义务，防止失窃。

2. 使用部门采取必要措施，确保计算机及外围设备始终处于整洁和良好状态，定期进行巡视和清洁工作。

3. 对于主机房和灾备机房等关键房间，应配备不间断电源。

（二）故障处理。

1. 当计算机及外围设备发生故障时，使用部门及时向信息中心报告故障，信息中心接到故障报告时，应派管理人员及时到对应科室进行故障排查工作。

2. 信息中心管理人员在拆卸计算机时，应采取必要的防静电措施。硬件维护人员在作业完成后，必须将所拆卸的设备复原。

3. 信息中心值班管理人员通知指派的管理人员赶赴现场进行故障排查。若确系硬件故障无法维修的，则先启用应急备用机恢复工作，然后再由信息中心管理人员向分管副院长报告。

4. 信息中心应建立基本的计算机配件库，以保障维修需要。

（三）信息系统硬件维修保修流程。

1. 使用人员发现故障时及时报告信息中心，各科室均应知晓信息中心电话。

2. 信息中心接电话的人员及时记录报告时间、内容和报告科室与报告人姓名。

3. 信息中心指派的管理人员应及时到现场或按约定时间到现场。

4. 现场处理和修复要求：30分钟内不能修复的，告知使用人员，并立即使用备用设备替换。

二十一、计算机网络安全管理规定

为保证医院信息系统和计算机网络的正常运行和健康发展，根据《中华人民共和国计算机信息系统安全保护条例》《中华人民共和国计算机信息网络国际联网管理暂行规定》《中国教育和科研计算机网管理办法（试行）》和国家有关法律规定，结合医院实际情况，针对计算机网络安全及事故处理，特制定本规定。

（一）医院局域网（院内网）的工作人员和连入院内网的所有用户必须遵守《中华人民共和国计算机信息系统安全保护条例》《中华人民共和国计算机信息网络国际联网管理暂行规定》和国家有关法律法规，严格执行本条例。

（二）院内网信息安全管理实施工作责任制和责任追究制。医院成立信息化安全工作领导小组，医院领导为组长，信息中心主任为副组长，各计算机单元主要负责人参与，建立健全医院的计算机网络安全管理制度，配备网络安全员，负责院内网络信息安全管理工作。

（三）院内网管理部门是信息中心，负责院内网络规划、建设、应用开发、运行维护与用户管理。保障计算机网络设备和配套设施安全，保障网络信息、运行环境安全，保障网络系统正常及安全运行。院内网主节点及二级节点必须保证节点设备 24 小时正常运行，不得以任何理由关闭有关设备。严禁擅自联入院内网。

（四）院内网信息安全监查工作由信息中心负责，院内网的所有工作人员和用户必须接受医院有关部门的监督检查，并采取必要措施给予配合。

（五）院内网 IP 地址由信息中心统一管理，按网段分配到各楼科室，形成计算机用户单元，对本网段内的 IP 地址进行用户使用分配，逐个落实到每一台计算机。

（六）在院内网上不允许进行任何干扰网络用户、破坏网络服务和网络设备的活动；不允许在网络上发布不真实的信息或散布计算机病毒；不允许通过网络进入未经授权使用的计算机系统；不得以不真实身份使用网络资源；不得窃取他人账号、口令使用网络资源；不得盗用未经合法申请的 IP 地址入网；未经医院许可不得开设二级代理。

（七）由相关权限部门负责在院内信息公开网上发布文件、信息及其他资料者，在发布文件、信息及其他资料时需遵守以下相关制度：

1. 安全保护技术措施。

2. 信息发布审核登记制度。

3. 信息监视、保存、清除和备份制度。

4. 不良信息报告和协助查处制度。

5. 发布信息人员责任制。

未经许可，任何网络单元或个人不得在院内网中开发公众信息服务系统。

（八）院内网所有工作人员及用户必须对所提供的信息负责，不得利用计算机网络从事危害国家安全、泄露国家秘密的活动，不得查阅、复制和传播有碍医疗秩序和淫秽、色情的信息。

（九）各科室应遵守计算机安全保密管理的具体规定，坚持"谁使用、谁主管、谁负责"的原则，对各种信息进行保密、加密等，不得私自复制、外传，更不能将院内有关机密在互联网上公布等。

（十）在院内网上严禁下列行为：

1. 在院内网上严禁以下行为：①煽动抗拒、破坏宪法和国家法律、行政法规；②煽动分裂国家、破坏国家统一和民族团结、推翻社会主义制度；③捏造或歪曲事实，散布谣言扰乱社会秩序；④侮辱他人或者捏造事实诽谤他人；⑤发布封建迷信、淫秽、色情、暴力、凶杀、恐怖信息；⑥进行不利于医院正常医疗秩序的活动。若发生，按照相应的制度进行严惩。

2. 在院内网上严禁破坏、盗用计算机网络中的信息资源和危害计算机网络安全的活动。

3. 在院内网上严禁盗用他人工作用账号、他人 IP 地址。

4. 严禁私自转借、转让用户账号。

5. 严禁故意制作、传播计算机病毒等破坏性程序。

6. 严禁不按国家和医院有关规定擅自更改院内信息发布内容。

7. 严禁修改院内各种数据。

8. 严禁以端口扫描等方式，破坏网络正常运行。

9. 严禁未经允许，进入计算机信息网络或者使用计算机信息网络资源。

10. 严禁未经允许删除、修改或者增加计算机信息网络功能。

11. 严禁未经允许删除、修改或者增加计算机信息网络中存储、处理或者传输的数据和应用程序。

12. 严禁进行其他危害计算机信息网络安全的活动。

（十一）院内网的所有用户有义务向医院计算机中心和有关部门报告违法犯罪行为和有害、不健康的信息。发现有上述行为者，网络管理员或用户必须在 24 小时内报告主管部门，情况特别严重的需报告分管副院长，做进一步处理。

（十二）各部门、各科室有关领导应该认真做好本部门计算机操作人员的思想品德教育和有关计算机信息系统安全的法律法规教育。发现问题要加以引导，及时解决。

（十三）处理办法。

1. 有以下违反行为者给予批评：违反本条例规定，情节较轻、未造成严重后果的；没有网络管理人员在场或不听网络管理人员劝告而擅自使用外接的上网设备接入互联网，未造成严重后果的；擅自安装任何移动存储设备的；擅自使用来历不明的任何移动存储器（如软盘、U 盘、光盘、移动硬盘等），使医院计算机感染病毒的；因为操作错误而造成计算机无法使用的。

2. 对有以下违反行为者给予通报批评：违反本条例规定，情节较重，已造成一定不良影响的；擅自使用来历不明的任何移动存储器（如软盘、U 盘、光盘、移动硬盘等），使计算机感染病毒，使计算机无法使用、数据无法恢复的；利用自带设备接入互联网并下载文件，影响较严重的；盗用 IP 地址、用户账号或私自联网，造成经济损失，以及对网络及信息系统造成危害的。

3. 对于以下违反行为者，除了通报批评，还要进行经济处罚：

（1）盗用 IP 地址、用户账号或私自联网，造成经济损失，以及对网络及信息系统造成严重危害的，通报批评并停止使用计算机，并报分管副院长，根据所造成的后果，进行一定经济处罚。

（2）使用不明的移动存储器，私自用外接设备接入互联网，打开不明邮件、浏览网页等使计算机感染病毒而造成网络瘫痪、连接故障，影响全院正常工作的，报分管副院长，根据所造成的后果，进行一定经济处罚。

（3）私自用外接设备接入互联网浏览不安全的网页或打开来历不明邮件而受黑客入侵，造成医院多台计算机受牵连、数据无法恢复的，报分管副院长，根据所造成的后果，进行一定经济处罚。

（4）科室要加强对本科室计算机的使用管理，所在科室出现违规现象时，根据情节轻重，除对当事人进行处罚，还要追究科室负责人的责任。

（5）构成违反治安管理行为的，依照《中华人民共和国治安管理处罚条例》的规定处罚；构成犯罪的，依法追究刑事责任。

（6）违反本条例规定，给国家、集体或者他人财产造成损失的，应当依法承担民事责任。

（7）对违反以上行为者，根据情节严重程度，给予并罚处理。

（8）本条例如与国家有关政策法规相悖，按国家有关政策法规执行。

（十四）本计算机网络安全管理规定解释权归医院。

二十二、信息共享管理制度

根据《医院信息系统运行与应用管理规章制度》的统一要求，特制定信息共享管理制度。

（一）信息标准化管理制度。

1. 所有数据都必须在指定地点连续输入并供全系统使用。

2. 同一个模板准许多人操作，但必须统一按标准执行。

3. 对系统的使用、管理、质量评估需要按照统一标准执行。

4. 系统设计必须根据相应的标准，在设计和使用中，如发现有新标准，应补充并完善标准。

5. 一切标准和规范都必须符合法律法规。

6. 实现信息的标准化应遵守统一格式，因此应遵循一定原则，主要有唯一性原则（尽管每一个元素在不同的系统中可能有不同的叫法、不同的描述，但基本元编码、含义只能有一个）、规范性原则（数据标准要规范化，这样才能提高其稳定性和可靠性）、稳定性原则（遵循有关标准基础形成，不可随意改动）。

7. 凡格式化数据都应是规范的、标准的，所有名词术语和项目名称都必须规范并有一个合理的代码。一切分类、统计、查询都必须依据代码进行。数据传输、交换必须依据标准。

8. 数据字典编码标准。数据字典包括国家标准数据字典、行业标准数据字典、地方标准数据字典和用户数据字典。为确保数据规范，信息分类编码应符合我国法律法规及有关规定，对已有的国家标准、行业标准及部门标准的数据字典，应采用相应的标准，不得自定义。使用允许用户扩充的标准，应严格按照该标准的编码原则扩充。在标准出台后，应立即改用标准编码，如果技术限制导致已经使用的系统不能更换字典，必须建立自定义字典与标准编码字典的对照表，并开发相应的检索和数据转换程序。

（二）信息查询制度。

1. 在门诊大厅显示屏上显示医疗服务价格及药品价格，不定期滚动，并经常维护，确保信息准确、显示屏运行正常，及时更换公示内容。

2. 在医院门诊大厅和住院科室各楼层放置的自助挂号缴费机，含触摸查询系统，与医院内信息系统实时联网，方便病人查询医疗服务价格和药品价格。

3. 每日由病区向住院病人提供医药费用汇总清单，住院病人对费用有疑问时，病区护士站应及时向病人或家属解释清楚。出院病人由住院处提供明细清单。

4. 为门诊病人提供配药明细清单。门诊病人对费用有疑问者，可在触摸屏上查询，对不会使用触摸屏查询的病人，门诊服务站给予协助说明。

5. 门诊及住院病人对医疗费用有疑问时，可向相应服务台咨询，做到有问必答、有错必纠，并做好病人的查询及投诉记录。

6. 非医院信息部门系统维护人员，不得私自进入医院内网数据库进行信息查询，如因工作需要调阅数据库信息，必须由本科室申请，经主管部门或分管院长签字批准后，在信息中心网管员的协助下方可查询。

7. 电子病历查询严格按照《电子病历管理制度》执行。

（三）信息共享基本要求和总体原则。

1. 实现信息共享是医院信息化建设及政务公开的基本任务，是开展电子政务的重要内容之一。

2. 实施信息共享是各科室的责任和义务，各科室要本着规范公开的原则，主动上报共享信息。

3. 信息中心负责信息共享工作网盘管理，包括上传权限、阅读权限的设置，文件格式限制，防病毒措施等。

4. 为更好地进行信息共享工作，各部门在规定时间内将本部门需要发布的信息通过网盘发布并存档。

5. 信息中心负责信息的存档、网上发布及相关技术工作。

6. 根据信息的具体情况实施安全分级管理、分内外网管理，设置不同的权限，并落实安全管理到人，严格执行安全保密制度。

二十三、网络日常维护管理制度

（一）保障全院信息系统网络系统稳定、高效、安全运行，确保网络相关设备无硬件故障。

（二）承担全院网络（包括内部网和外部网）系统的设计、规划、建设和管理工作。

（三）认真贯彻关于网络管理的各项规章制度，担负网络执勤、监控工作，掌握网络运行状况，及时处理网络故障。

（四）合理掌控网络各项资源，如 IP 地址、域名分配等，对接入网络的计算机进行统一 IP 地址规划分配，并做好记录。

（五）掌握医院网络总体性能指标，如系统拓扑结构、设备连接关系、信息流程以及各系统设备功能和工作状态。完善网络功能，改进网络性能。

（六）掌握本专业系统常用故障的检测手段与排除方法，迅速准确定位故障部位，及时排除网络故障，确保网络高效运行。对于自身不能处理的问题，及时反馈信息中心主任，并积极配合其他专业技术人员排除系统故障。

（七）定期升级计算机病毒库，做好计算机病毒防范工作。

（八）具备良好的工作作风和严谨的工作态度，服从管理，认真负责，坚守岗位，在问题面前不推诿、不拖拉、不慌乱、不盲目、不蛮干，要冷静分析、沉着处理。

（九）提高自身业务素质，加强网络安全学习，努力钻研业务，注意收集、整理业务资料，提高分析问题、解决问题的能力。

（十）参照《医院网络安全管理工作职责》开展工作。

二十四、信息系统维护管理制度

（一）信息系统维护人员负责全院信息系统的运行维护管理工作，确保信息系统安全可靠运行，切实提高服务效率和服务质量，使信息系统更好地服务于医院运营和管理。

（二）信息系统维护人员进行系统安全管理，保障信息系统的运行安全和信息的完整、准确。努力学习信息系统维护方面的知识，以提高维护效率、降低维护成本。

（三）系统管理员根据工作站操作人员报告的情况，及时进行解答和检修，并认真填写好工作日志。

（四）系统出现故障时，信息系统维护人员首先进行处理，同时判断系统类型和故障级别，根据系统类型和故障级别，采用相应解决措施，并同时向科室领导报告。

（五）对于自身无法解决的故障，应立即向软硬件最终提供商、代理商或维保服务商（以下简称厂商）提出技术支持申请，并督促厂商安排技术支持，必要时进行跟踪处理，与厂商一起到现场解决问题。

（六）数据库管理员做好备份数据审核工作，并做好相应记录。

（七）系统维护人员应定期更换用户口令密码。

（八）参照《医院信息系统维护人员工作职责》开展工作。

二十五、计算机工作站管理制度

为保护医院计算机网络系统安全，促进医院计算机的应用和发展，保障医院信息系统的顺利运行，特制定本制度。

（一）操作人员必须严格遵守计算机以及其他相关设备的操作规程，禁止在工作站进行与系统操作无关的工作，比如打游戏、看电子书、听音乐等。

（二）严禁在计算机工作站上使用可移动存储设备（如U盘、闪存卡、移动硬盘等），防止病毒入侵。

（三）所有操作人员应有较强的病毒防范意识，发现病毒立即处理并通知管理部门或专职人员。

（四）操作人员不得私自拆卸、调换计算机硬件设备，不得擅自卸载或添加程序，不得随意更改、删除工作程序、桌面设置等选项，否则可能造成程序不能正常运行。

（五）不得擅自修改IP地址，否则可能导致与其他工作站或服务器IP地址冲突，致使网络瘫痪。

（六）操作人员要熟练掌握用户入网口令及个人进入程序的用户名和密码，不得向他人泄露口令密码，保证"自己的工号自己用"。

第六节　信息化建设案例分享

　　自 2020 年 1 月 20 日国家卫健委正式宣布将新冠肺炎列为乙类传染病，并采取甲类传染病的预防、控制措施后，中央政府和地方政府均依法采取了一系列防止疫情扩散的应急措施，并收到了非常好的效果，其中信息技术手段对大型综合医院病人诊疗的支撑起到了很大作用，包括 5G 远程会诊、新冠专区在线咨询等。在完善的信息化技术的支撑下，如何通过分级诊疗体系的建立，改变目前大医院门庭若市、小医院病人寥寥无几的无序就医现状，对就诊病人进行有效分流，以避免交叉感染，是当前急需解决的问题。某县级医院为加强疫情防控，在充分利用远程网络技术的基础上，梳理上下转诊流程，建立绿色通道，对病人进行诊治，实现了同四川大学华西医院上下转诊、分级诊疗的目标，收到了有效分流的效果。

一、基于医联体的远程会诊项目

　　中共中央、国务院《关于深化医药卫生体制改革的意见》提出，在医疗卫生信息系统建设方面，我国将完善以疾病控制网络为主体的公共卫生信息系统，提高预测预警和分析报告能力；以建立居民健康档案为重点，构建乡村和社区卫生信息网络平台；以医院管理和电子病历为重点推进医院信息化建设；利用网络信息技术，促进城市医院与社区卫生服务机构的合作，积极发展面向农村及边远地区的远程医疗，建立实用共享的医药卫生信息系统。

　　远程会诊是指异地专家通过互联网技术、微信平台、APP

软件技术等为病人诊断疑难病，确定诊疗意见的一种特殊的远距离会诊模式。远程医疗的概念最初是由美国提出的。在欧美发达国家，远程会诊已广泛应用于医疗、护理相关领域，并取得了良好效果。

当前，大部分高级临床专家均集中在三级综合医院，基层医院优质医疗资源相对匮乏。很多在基层医院就诊的慢性病病人得不到规范的教育和随访，带药回家治疗效果不佳。基层医院缺乏相关的硬件配套和专业技术，影响一些外伤病人的治疗及预后。为解决这些问题，开展远程会诊势在必行。通过应用互联网技术开展远程会诊，三级综合医院的专家可以直接指导病人，也可以指导下级医院专业技术人员开展工作，使病人逐渐学会自我管理，形成一个可以循环的入院前—住院中—出院后定期门诊随访的疾病管理模式，解决了基层医院高级临床医生和高级临床护士匮乏、偏远山区病人难以获得专业的慢性病教育和随访指导的问题，减少了病人求医路上花费的时间和费用，降低并发症风险。同时，改善了三级综合医院床位紧张、很多病人无法从基层医院转诊到上级医院的状况。

我国的远程医疗活动始于20世纪80年代。国内已有部分城市开展多学科的远程会诊项目，取得了较好效果。目前国内已有许多城市响应国家号召，针对慢性病等进行疾病管理，构建了许多基于互联网技术的医联体模式和远程会诊模式，取得了一些阶段性成果。医院开发互联网医疗和护理技术，有利于缩短病人转诊时间、提高治疗效率。医院在购买远程设备的同时，应充分考虑其是否符合医院的具体条件，避免设备因不适用于医院而造成设备资源浪费。

可以说，开展远程会诊是未来社会对医疗资源合理利用的必然趋势。某县级医院同四川大学华西医院深化办医合作后，有效利用四川大学华西医院在信息系统与互联网技术方面的发展优势，开展远程会诊等项目，在已形成的医联体范围内开展远程医学会诊，在开展远程会诊业务时，可以规避业务层面协调不佳、利益分配机制未建立等问题，顺利推进远程会诊平台的使用。

远程会诊中心的建立可帮助县域基层医院的病人快捷预约专家就诊，医生与病人的沟通更方便、更快捷，而且通过网络传输，医生可清楚看到病史资料，从而为异地医生提供诊断思路并制订科学合理的治疗方案。这种方式可直接免除病人长途奔波之苦及节省异地食宿费用。对于在当地住院诊治的危重病人，也可避免转院途中发生病情加重或恶化，为及时准确地抢救与治疗病人赢得宝贵时间。通过远程会诊、远程培训，更多卫生技术人员能够就近、方便地学习相关专业知识。同时，通过远程会诊，医生可突破地理范围限制，共享病人病例资料，使知名专家与基层医生通过平台进行医疗、教学、科研的探讨及疑难病例讨论，为县域基层医生提供医疗技术方面的支持，促进基层医疗水平提高。

远程会诊管理系统支持交互式远程会诊和离线式远程会诊。其功能包括：①登入管理，各类用户登录后可访问相应权限的模块；②会诊申请，含会诊申请提交与修改、专家信息查询、病历资料提交与查询等；③会诊管理，含会诊申请管理、病历资料管理、会诊报告浏览和专家会诊报告管理等；④专家会诊，包含病历资料浏览（医学影像资料、心电图、病理图片等）、会诊报告编写、修改与发布、会诊报告模板管理等；⑤专家管理，包含专家信息管理、专家会诊权限管理等；⑥统计分析，包含按医生、医院、病种等进行统计分析；⑦效果分析，包含根据专家会诊报告、会诊申请信息、会诊随访信息等数据进行远程会诊效果分析等。

此外，远程会诊管理系统终端还包含病历资料采集系统。该系统支持模拟信号、数字信号的处理。模拟信号处理指病人的胶片及纸质病历、化验单、图文报告等通过扫描方式实现数字化。系统支持扫描文件的传输、存储和阅读，支持病历资料的手工录入。数字信号处理指系统支持从医院的影像存储与传输系统导入影像资料，也支持借助网关从影像设备获取影像资料。

远程会诊管理系统建立后，该县级医院与四川大学华西医院开展数百次远程会诊联合诊疗活动。在 2017 年 12 月 6 日，该县级医院重症医学科成功邀请到四川大学华西医院重症医学科教授对科室一位危重病人进行远程会诊。病人的主管医生首先向四川大学华西医院重症医学科教授汇报该例重症肺炎、急性呼吸窘迫综合征（ARDS）病人的诊治过程及现存问题，四川大学华西医院重症医学科教授结合病人症状、体征及辅助检查，详细询问病史并详细分析病史，对提出的问题做了详细解答，对病人的下一步治疗提出了指导性意见，使病人得到了及时诊断治疗，并很快好转出院。随着医联体建设的持续推进，远程会诊管理系统在基层医院会发挥重要作用，它不仅可以让病人在当地即能享受到华西专家的医疗服务，还可以为危重病人提供及时有效的诊治方案，为抢救赢得更多时间，大大提高医院服务质量和技术水平。

医学是一个不断发展的学科，只有不断学习，才能用更为科学的方法守护病人健康。为促进学科发展及普及新知识，四川大学华西医院利用远程授课形式，对该县级医院不定期开展相关理论知识培训，如 2017 年 12 月 19 日下午 15：50，在医院 12 楼会议室开展"院内感染临床研究进展"远程授课。参加此次培训的人员达 30 余人，包括该县级医院院感科专职人员、临床科室感控兼职人员，以及乡镇卫生院多家医院感控专职人员。此次远程授课老师对医院感染日常关注重点、医院感染新研究动态等方面做了详细阐述，给基层医务人员做了一次生动有趣、别开生面的医院感染专业知识讲座。

在医院各级领导的支持与关心下，2018 年 4 月 18 日，四川大学华西医院重症医学科与该县级医院合作的重症医学远程平台正式开通，并于 2018 年 4 月 23 日第一次进行远程病历讨论，4 月 24 日进行共同 CT 阅片。该平台使得该县级医院医务人员可以参加四川大学华西医院重症医学科病案讨论、业务学习、业务查房、读书报告、晨课学习等。四川大学华西医院教授可对该县级医院病人进行远程查房。这种"互联网＋"模式打破了时间与空间的限制，为传统的医疗模式注入了新的活力，为该县级医院危急重症病人的救治提供了有力保障，让危急重症病人不出"家门"就能享受到四川大学华西医院的优质医疗服务，减少就医困难，减轻就医负担。同时，该县级医院医务人员也能通过该平台持续不断地学习，提高对危急重症病人的救治能力。在四川大学华西医院的指导下，该县级医院重症医学科于 2019 年成为市级重点专科，2020 年立项四川省甲级重点专科建设。

远程会诊管理系统不仅为该县级医院与四川大学华西医院开展联合诊疗活动提供了方便，还便于该县级医院与基层或偏远地区医疗机构开展联合诊疗，为其他医院提供帮扶活动。2018 年 12 月 25 日，该县级医院重症医学科首次通过重症医学远程平台为凉山彝族自治州甘洛县人民医院重症医学科的一位重症感染病人进行了远程查房，通过该平台，医生查看了病人病历、检验报告、CT 片，并与甘洛县人民医院重症医学科的医务人员充分沟通，对诊治方案进行了指导，让病人得到了及时有效的治疗。近年来，该县级医院先后派出重症医学科 5 人到凉山彝族自治州甘洛县人民医院驻点支援。为保证帮扶的持续性和有效性，切实提升甘洛县人民医院危急重症病人的救治能力，建设一支过硬的人才队伍，该县级医院和甘洛县人民医院构建了重症医学远程联盟，搭建重症远程信息系统。通过重症医学远程联盟，该县级医院重症医学科医生不但能每周常规为甘洛县人民医院重症医学科进行远程查房、指导和教学，还能及时响应，只要甘洛县人民医院有需求，可以在 10 分钟内为其提供远程查房、指导。这样不仅能提高该县级医院现有医疗质量，逐步形成医、教、研全面发展的医疗团队，取得从"输血"到"造血"的优质帮扶效果，提高帮扶成效，还能及时有效地挽救危急重症病人生命，让甘洛县人民医院的病人得到最快捷的救助。同时，借助四川大学华西医院的优势，将四川大学华西医院与该县级医院的重症远程模式进行延伸，通过这种方式，将在位帮扶变成可全方位指导的在线指导，即便在对口帮扶工作结束后，这种模式还可以持续，"华西—该县级医院—甘洛"重症医学三级远程联盟诞生。通过在线帮扶，甘洛县人民医院重症医学科开展新技术 20 余项，年收治病人 600 余人，疑难危重病人转上级医院率降低 27.3%，甘洛县人民医院也成功创建为二级甲等医院。

2020 年年末，四川大学华西医院与该县级医院放疗病人远程会诊项目正式启动，目前因该县级医院暂未配置肿瘤放疗相关设备，在该县级医院就诊的放疗病人需自行前往院外进行放射治疗，在一定程度上造成病人外流，对病人的连续性治疗也会产生影响。因此，借助医联体优势，该县级医院与四川大学华西医院建立放疗病人双向转诊平台，有利于放疗病人在该县级医院手术、化疗后，能更加便捷、迅速、顺畅地上转四川大学华西医院进行放疗。

该县级医院首先同四川大学华西医院放疗科建立了合作团队，并且在信息中心的支持下完成了信息网络覆盖的设计和 AP点的安装工作，以及远程会诊设备的调配工作。在完成前期筹备工作后，针对整个双向转诊流程进行了梳理，主要分为五个阶段：第一阶段，由该县级医院进行初步诊断，并确认病人是否满足放疗指征且有意愿前往四川大学华西医院进行放疗。第二阶段，在此基础上安排病人家属携带病理标本前往四川大学华西医院进行病理检查，根据四川大学华西医院出具的病检报告，组织安排远程会诊。远程会诊开展前，该县级医院主管医生需要提前一天根据四川大学华西医院放疗科门诊排班情况在会诊设备上发起会诊申请，同时上传病人信息和检查检验报告。第三阶段是远程会诊，远程会诊时，双方医生就病人是否需要放疗以及后续治疗计划进行商定，商定后，四川大学华西医院放疗科的医生会填写会诊报告单，病人遵医嘱到四川大学华西医院进行放射诊治。该县级医院医生需充分告知病人到四川大学华西医院放疗门诊就诊的时间、地点、联系医生及相关注意事项。第四阶段是放疗诊治阶段，在四川大学华西医院完成放疗前制膜、定位后，由四川大学华西医院放疗科确定好放疗方案，在确定放疗方案前的这段时间，病人可返回当地办理特殊门诊手续，随后按电话通知前往四川大学华西医院放疗。第五阶段是后续治疗，即放疗结束后，需要后续化疗、支持治疗的病人也可以通过远程会诊直接返回该县级医院继续治疗。这一期间，该县级医院的医生可以通过远程会诊微信群进行交流。

2020年10月16日，该县级医院在该县级医院外四科组织开展了远程联合查房设备的首次对接，确认远程会诊设备使用畅通后，先后于2020年11月25日和2020年12月10日组织开展了放疗病人远程会诊，目前已成功为多名放疗病人提供转诊服务。

远程会诊是在信息产业革命背景下医疗与计算机信息技术相结合的产物，已成为医院信息系统的一个重要组成部分，在基于医联体模式构建共享稀缺医疗资源、提高病人就诊效率方面有很大发展前景。随着网络技术在医疗设备中的不断应用，辅以相关政策与法律法规的配合，远程会诊将随着医联体成员规模的不断扩大而得以更快发展。

2018年至2020年，该县级医院远程会诊及远程联合查房等合计完成765人次，为当地病人提供了方便快捷的华西优质医疗服务。2020 年当地县域就诊率达到 94.76%，初步实现了"大病留院不出县，疑难危重转上来"的分级诊疗目标。

2018 年至 2020 年，通过远程教学方式，四川大学华西医院为该县级医院提供了 74019 人次的在线管理及技术知识培训，为该县级医院培养了管理及技术人才，夯实了人才队伍建设基础。

二、基于 5G 技术的医院信息化建设项目

医疗行业正在融入更多的先进技术，借助 5G 时代建立智慧医院信息平台，使病人可享受到便利、安全及优质的诊疗服务，解决医护工作效率不高、病人服务体验不佳以及医院内部管理机制滞后问题。以数据为中心，构建通信网、互联网和物联网的基础网络，通过平台层建设，结合丰富的终端和接入方式，逐步形成面向医务人员的"智慧医疗"、面向病人的"智慧服务"、面向医院的"智慧管理"，实现对人的精准化医疗和对物的智能化管理，这是未来医疗过程透明化、医疗流程科学化、医疗信息数字化以及服务沟通人性化的发展方向，可以达到提升医护工作效率、改善病人服务体验和优化内部管理机制的目的。

受制于网络传输速率限制，智慧医院的发展长期停留在概念阶段。当前，5G 技术已进入试用阶段，作为跨时代的移动通信技术，5G 技术极大地提高了数据传输速率和效果，构筑起万物互联的基础设施，支撑智慧社会的新发展。随着医疗行业融入更多的先进技术，智慧医院正在走进寻常百姓生活。5G 技术将为各垂直领域带来更高的峰值速率体验、高密集用户连接的优质服务、更优质的用户访问体验以及安全可靠的网络连接。促进 5G 技术与垂直领域融合渗透，孕育新兴产品和服务已成为运营商及各垂直领域迫切需求之一。5G 赋能医疗健康行业正在改变远程医疗服务的理念和模式。远程医疗是促进优质医疗资源下沉、缓

解基层群众看病难问题的重要手段，其顺利开展离不开优质通信网络的保障。而在当前 4G 网络下，由于带宽和时延等方面的限制，无法满足移动场景下远程医疗业务需求，影响远程医疗的顺利开展。随着新型无线技术、大规模天线、超密集异构网络、网络切片、移动边缘计算等关键技术的发展和应用，移动网络将可支持 4K 高清音视频交互、海量数据高速传输以及远程精准操控等更多远程医疗业务需求，促进远程医疗进一步发展。

5G 远程会诊是利用 5G 通信技术和视讯技术传递医学信息，由远端医疗专家通过视频实时指导基层医生对病人开展检查和诊断的一种医疗咨询服务。在 4G 网络中，远程会诊最高可支持医患两侧显示 1080P 高清视频，但存在实时性差、清晰度低和卡顿等问题。5G 网络可有效提升网络传输质量，其 eMBB（Enhanced Mobile Broadband）特性可满足 4K 高清音视频和虚拟现实技术（AR）/增强现实技术（VR）等新技术的应用需求，改善远程会诊的交互效果，更好地支撑基层医院提升医疗服务水平。

随着 5G 产业链的不断成熟、独立组网方式的普及、网络切片和边缘计算等技术的引入，5G 网络将改善现阶段非独立组网方式受限于共享 4G 网络资源和客户终端设备（CPE）接入对网络速率影响的现状，为医疗行业带来更快、更稳定、更安全的体验。同时，5G 技术将加速远程医疗业务发展，助力远程会诊、远程超声以及远程手术等远程医疗业务落地，提升医疗机构的信息化水平，实现优质医疗资源下沉，助力我国分级诊疗体系建设。5G 还可与物联网、人工智能、AR/VR 等新信息技术相结合，加速通信技术与医疗领域深度融合，促进 5G 远程医疗智能化发展。

5G 技术在远程医疗中的优势主要体现在支持医学影像等大量数据高速传输、支持实时高清音视频远程交互、支持对时延和可靠性要求高的远程操控类医疗业务开展。随着 5G 标准冻结及规模组网建设，我国 5G 远程医疗业务于 2019 年年初陆续开展。2019 年 1 月，解放军总医院利用 5G 技术，实现远程猪肝小叶切除手术。深圳市人民医院与清华长庚医院利用"5G＋"混合现实技术实现术前方案讨论、术中指导与协同。

2020 年 9 月，在四川大学华西医院的帮扶下，该县级医院5G 远程实时操作会诊系统正式搭建成功。以往的远程会诊，通常指该县级医院给病人进行 CT 扫描后，将数据传输给四川大学华西医院进行判断。但 CT 的扫描设置根据病人的情况有不同的变化，会影响诊断的精准度。"5G 双千兆＋远程 CT 扫描助手"使华西专家能够远程操作该县级医院的机器，犹如亲临现场般进行检查。区别于以往的远程会诊系统，这套系统利用了专用控制终端和摄像头，分别获取远程 CT 设备的各项数据和病人的画面，通过 5G 技术实时传送至四川大学华西医院的专家端。专家通过电脑既能同屏看到所有影像和数据资料，也能实时远程操控位于该县级医院的设备，从影像数据产生的源头保证数据更加精准，实现一键接入、检查上云、扫描质控、高效互动等功能。5G 远程实时操作会诊系统突破了时间和空间的限制，让华西专家可以实时、直观地了解病人情况，并进行指导、操作和诊断，有利于更加准确地判断病情。这就意味着远程医疗正由传统的"会诊"模式逐渐过渡到"实操"模式。

医疗服务模式的发展，从传统的面对面经验医疗，到个性化的精准医疗，再到信息化的智慧医疗。但无论医疗服务模式或前沿科学技术如何变革，医学永远是带有温度的人文科学，其核心是基于病人的实际需求。信息技术的变革，是"以病人为中心"的创新，其最终目标是惠及当地百姓。

第七节　本章小结

　　医院信息化建设不仅提升了医生工作效率，使医生有更多时间为病人服务，而且提高了病人满意度和信任度，同时也在无形之中树立起了医院的科技形象。而医院信息系统建设正是其中重要一环。2017 年 10 月至今，该县级医院在医院信息化建设中做出了诸多努力，其最终目标是提升医院信息化建设水平，满足病人诊疗需求，为病人提供更为便捷、快速、多元化的诊疗服务，提高病人诊疗满意度。"接轨华西跨越式发展，建设四川最好县医院"是医联体建设伊始勾画出的该县级医院未来发展的美好蓝图。随着医院建设规划一步步铺开，该县级医院将会建成智慧化、透明化、社区化、绿色化的现代化医院，让当地老百姓能在家门口享受到更加优质、高效、实惠的诊疗服务。同时，基于医联体的新冠肺炎疫情防控分级诊疗模式的构建，已初见成效。

（蒋欣　余秀君）

第四章　县级医院财务管理

在四川大学华西医院与某县级医院医联体建设中，笔者团队将运营管理部、财务部、信息中心纳入由总会计师负责的一体化管理模式，以利于更好地促进医院精细化运营管理。其中，财务管理对医院精细化运营管理起到推动作用。财务管理在医院管理中占有重要地位，因此，医院领导应高度重视。财务部岗位多且复杂，包含窗口岗位和办公室岗位，其中窗口岗位有收费人员岗位和收费组长岗位，办公室岗位有主任岗位、副主任岗位、主办会计岗位、明细账会计岗位、物资会计岗位、住院稽核岗位、门诊稽核岗位、欠费会计岗位、现金出纳岗位、银行出纳岗位等。那怎么样进行科学合理的管理，才有利于财务部的可持续发展呢？这是运营管理者需要深入探讨的问题。开展医联体建设三年半来，笔者团队为县级医院的精细化财务管理做了很多实践性工作，在 2018 年和 2019 年的国家三级公立医院绩效考核中，该县级医院财务考核指标均取得了满分成绩。接下来，笔者将县级医院财务管理经验整理成册，供兄弟单位及同行参考。

第一节 财务部规范化管理

完善并严格落实财务部各项规章制度、工作流程，是财务部进行规范化管理的前提和保障。根据医院对财务部规范化、精细化运营管理要求，特制定以下规章制度。

一、医院总会计师工作制度

为切实加强医院财务管理，规范医院财务会计工作，建立健全医院内部控制机制，有效防范医院经营风险，特制定医院总会计师工作职责。具体包括医院会计基础管理、财务管理与监督、财会内控机制建设和重大财务事项监管等。

（一）医院会计基础管理职责。

1. 贯彻执行国家方针政策和法律法规，遵守国家财经纪律，运用现代化管理方法，组织和规范医院会计工作。

2. 组织制定医院会计核算方法、会计政策，确定医院财务会计管理体系。

3. 组织实施医院财务收支核算与管理，开展财务收支的分析、预测、计划、控制和监督等工作，组织开展经济活动分析，提出加强经营管理的具体措施。

4. 组织制定财会人员管理制度，提出财会机构人员配备和考核方案。

5. 组织医院实施会计诚信建设，依法组织编制和及时提供财务会计报告。

6. 推动实施财务信息化建设，及时掌握财务收支状况。

（二）医院财务管理与监督职责。

1. 组织制定医院财务管理规章制度，监督各项财务管理制度执行情况。

2. 组织制定和实施财务战略，组织拟订和下达财务预算，评估分析预算执行情况，促进医院预算管理与发展战略实施相连接，推行全面预算管理工作。

3. 组织编制和审核医院财务决算，拟订医院的利润分配方案和弥补亏损方案。

4. 组织制订和实施长短期融资方案，优化医院资本结构，开展资产负债比例控制和财务安全性、流动性管理。

5. 制订医院增收节支、节能降耗计划，实施成本费用控制，落实成本费用控制责任。

6. 制订资金管控方案，组织实施大额资金筹集、使用、催收和监控工作，推行资金集中管理。

7. 定期向医院领导报告医院财务状况和经济效益情况。

（三）医院财会内控机制建设职责。

1. 研究制定本医院财会内部控制制度，促进建立健全医院财会内部控制体系。

2. 组织评估、测试财会内部控制制度的有效性。

3. 组织建立多层次的监督体制，落实财会内部控制责任，对医院经济活动的全过程进行财务监督和控制。

4. 组织建立和完善医院财务风险预警与控制机制。

（四）医院重大财务事项监管职责。

1. 组织审核医院投融资、重大经济合同、大额资金使用、担保等事项的计划或方案。

2. 及时报告重大财务事件，组织实施财务危机或资产损失的处理工作。

3. 有医院重大事项参与权、重大决策和规章制度执行情况的监督权、财会人员配备的人事建议权以及大额资金支出联签权。

（五）总会计师对医院重大事项的参与权是指总会计师应参加院长办公会或医院其他重大决策会议，参与表决医院重大经营决策，具体包括：

1. 拟定医院年度经营目标、中长期发展规划以及医院发展战略。

2. 制订医院资金使用和调度计划、费用开支计划、物资采购计划、筹融资计划。

3. 贷款、对外投资等重大决策和医院资产管理工作。

4. 医院重大经济合同的评审。

（六）总会计师大额资金支出联签权是指医院按规定对大额资金使用，应当建立总会计师与医院主要负责人联签制度；对于应当实施联签的资金，未经总会计师签字或授权，财会人员不得支出。

（七）总会计师对重大决策和规章制度执行情况的监督权具体包括：

1. 按照职责对院长办公会议批准的重大决策执行情况进行监督。

2. 对医院的财务运作和资金收支情况进行监督、检查，有权向院长办公会提出内部审计或委托外部审计建议。

3. 对医院的内部控制制度和程序的执行情况进行监督。

（八）总会计师有权拒绝签字的医院行为如下：

1. 违反法律法规和国家财经纪律。

2. 违反医院财务管理规定。

3. 违反医院经营决策程序。

4. 对医院可能造成经济损失或导致国有资产流失。

（九）因总会计师未被医院授予必要管理权限、医院不能保障总会计师有效履行工作职责或者有关建议未被采纳，造成经济损失或国有资产流失时，总会计师不承担本章所述工作责任。

二、财务部工作制度

为确保财务部工作人员在制度的正确指导下，持续有效开展工作，特制定本财务部工作制度。

（一）医院财务活动在院长及分管副院长的领导下，实行"统一领导、集体管理"的财务管理制度。贯彻执行《中华人民共和国会计法》，2019 年的《政府会计制度》《医院财务制度》及相关财经方针政策。

（二）认真履行会计人员职责，加强财务监督，严格遵守财经纪律，廉洁奉公，不以工作之便谋取私利，同一切违法违纪行为作斗争。

（三）建立健全医院财务会计机构和财会人员责任制，制定合理的财务操作流程，组织医院日常财务会计工作。

（四）根据医院年度经营目标，组织编制医院年度财务预算，定期编报医院会计报表，监督、检查、分析、反馈各项预算执行情况。

（五）建立健全医院内部控制制度和会计核算制度，准确反映医院财务状况和经营成果，及时提供真实、准确、完整的会计信息，充分发挥会计信息、决策支持作用。

（六）依法筹集资金，合理调配资金，提高资金使用效益，确保医院经营活动正常运转。

（七）合理组织收入，认真执行国家医疗收费标准和药品价格相关规定，加强对科室收费的管理和监督。

（八）严格控制费用支出，借支预付需经院长批准后，方能办理。各类费用支出必须取得合法的原始凭证，履行规定手续后，方能报销，严格执行开支标准和开支范围，凡超过 100 元以上的应由院长审批，100 元以下可由分管副院长审批，签字后方可付款。

（九）根据医院科室成本核算办法，正确组织医院科室成本核算工作，及时反映医院经济管理效益。

（十）加强货币资金管理，每日现金收入必须当日存入银行，库存现金不得超过规定限额，不得以白条抵现金，加强支票管理，及时清理未达账项，确保医院资金安全。

（十一）加强实物资产管理，定期与有关科室配合，对实物资产进行清查核实，确保实物资产安全完整。

（十二）及时清理债权债务，制定欠费管理办法，督促相关科室及时收回各类欠费，控制呆账、坏账发生。

（十三）认真执行医院会计电算化管理办法，做好医院会计电算化工作，确保医院财务网络的安全运行。

（十四）定期组织会计人员培训，提高会计人员的业务水平和思想素质，不断提高财务管理和会计核算质量。

（十五）遵守医院各项规章制度和劳动纪律，保持室内清洁卫生。

（十六）待人接物热情主动，树立为病人和业务部门服务的理念。

（十七）及时准确完成各项临时性工作。

三、财务部安全管理制度

为认真贯彻"安全第一，预防为主"的方针，确保财务部资金和账款等的安全，特制定本安全管理制度。

（一）财务人员具有保护医院财产安全的责任，牢固树立安全意识，随时做好保密、防火、防盗等工作。

（二）对全体财会人员进行防火、防盗、安全知识教育。

（三）收费、出纳人员应将每日收取的现金送存银行，出纳库存额不得超过规定限额 1 万元。

（四）经常检查财经重地的房门、窗户是否牢固、安全，如发现隐患，及时报告处理。

（五）做好会计档案及有价证券的保管工作，实行专房专人管理。

（六）急诊夜班人员应将门窗关好，禁止外人出入工作间。

（七）各财务岗位人员在离开岗位时应将桌面的现金、凭证、票据、印章放在规定的地方锁好，之后方可离开。

（八）各财务岗位人员下班时应将水、电、气、电脑、门窗关好。

（九）各财务岗位人员严禁存放易燃、易爆物品。

四、财务部工作检查及考核制度

工作制度和岗位职责是完成各项工作的必要条件，也是保证各项工作有序正常开展的基础。为更好地贯彻执行各项制度，落实岗位责任制，发挥其应有作用，特制定本检查及考核制度。

财务部根据业务需要，分为四个工作小组，即财务管理核算组、出入院组、门诊挂号收费组、急诊挂号收费组，每组设小组长 1～2 人，负责本组日常检查监督、行政管理工作。

（一）财务管理核算组每月按时完成财务核算任务，按时完成各类报表的编制。

（二）要求总账会计凭证审核准确率达到 98% 以上。

（三）要求明细账会计票据审核，编制凭证准确率达到 98% 以上，每月往来账款核对准确率达到 100%。

（四）门诊、住院收入审核会计每天下科室 1 次以上，了解收费情况，并及时将审核无误的收费报表登记入账，认真核销收费人员领用的各类票据，发现问题及时汇报处理。

（五）出入院组须按医院要求办理入院，录入入院病人首页所有信息，及时正确结算出院病人各项费用和病人预交款收退工作。

1. 收费人员要做到记账准确无误，项目分类清楚，各种票据按序号使用。

2. 出入院收费人员要正确计算病人费用，严格审核各种费用，病人不清楚的地方要耐心解释、认真查对，防止差错，当日收入现金全部上交出纳送存银行。

3. 人人爱护微机，必须按操作规程使用，并经常进行保养和维护，发现问题及时报告科室负责人和计算机中心工作人员。

（六）门诊挂号收费组当日收入现金全部上交出纳送存银行，不得挪用和借出，收据必须按序号使用，底、面联与存根一致，病人退费按规定办理。

（七）急诊挂号收费组全天 24 小时轮流办理急诊收费、病人入院缴费等业务，及时上交收取的现金。

（八）科室对各组工作不定期进行检查，考核情况纳入绩效分配，并直接与个人绩效挂钩。

（九）各岗位人员应主动向各组长和主任汇报工作情况，检查并评价自己是否按照会计制度和岗位职责进行工作。

（十）财务部主任、副主任带头认真执行各项制度，虚心接受群众监督。

五、财务部内部监督制度及经济责任制

为适应医院快速发展需要，进一步加强医院财务管理制度化、规范化，使医院财务体系得以有效运行，确保医院资产完整

及会计信息的真实性、准确性，特制定本财务部内部监督制度及经济责任制。

（一）充分发挥财务监督的职能作用，对单位的财务收支活动进行认真审查、复核、结算和自查。认真执行财务预算，分析预算执行情况，及时反映医院业务活动和经济活动效果。

（二）加强对各项支出的管理和监督，对违反开支标准的拒绝付款。对乱支、多支和不讲求经济效果的开支及时指出并纠正，并报告有关领导，记载处理情况备查，以提高财务管理水平。

（三）严格执行控制商品的报批手续，杜绝盲目采购、贪多求新、搞"小而全"等造成积压和浪费。

（四）严格执行收入管理制度，指定专人审核门急诊收入、住院收入，加强科室核算和财务内控制度。

（五）严格执行审批报销制度，加强对资金及财产物资的管理，避免因管理不妥、使用不当而造成损失、损坏和浪费。

（六）财务人员对不符合财经纪律的开支有权拒付。

（七）加强对收入的管理和核算，不允许有账外账和"小金库"。

（八）定期对收费人员的备用现金管理进行抽查，严格执行有关财务管理规定。

（九）不定期对各项工作的执行、完成情况进行考核检查，考核情况纳入绩效分配，并直接与责任人绩效挂钩。

六、财务部内部稽核制度

为使财务部的各项收入、支出符合国家有关法律法规及行政事业单位会计制度规定，防止会计核算工作上的差错和有关人员的舞弊，提高会计核算工作的质量，保证会计资料、会计信息的真实、合法、完整，根据《中华人民共和国会计法》《会计基础工作规范》，特制定本财务部内部稽核制度。

（一）财务部负责全院的收支经济业务活动，进行事前监督、事中控制，严格管理各类费用支出，对不合法、不合理的经济业务不予受理，对重大作弊行为，应及时向领导反映。

（二）财务部稽核会计对经济业务活动进行事后监督。对会计核算的原始凭证、记账凭证、账簿、报表及其他会计核算资料进行全面、认真审核，以保证会计资料真实、准确、合理、合法。对涉及货币资金结算的各种票据，如有价证券，严格审核其编号是否连续，领用数与注销、在用数之和是否相符，交款报表金额与入账的原始单据金额是否一致，大小金额是否相符。发现问题，应及时查明原因，通知有关人员予以更正。属舞弊者，及时向财务负责人报告，视其情况做出处理。

（三）审核人员应在所审核的单据上签名盖章，以示负责。如发现审核后的各种单据和报表仍有错误，一经查出，除追究经办人责任，还要追究审核人员责任。

（四）稽核会计应实事求是，秉公办事，对工作认真、成绩突出的，按《中华人民共和国会计法》第六条规定给予精神奖励，对玩忽职守、丧失原则、造成经济损失的，视其情节轻重依照《中华人民共和国会计法》第四十条、第四十二条、第四十四条规定给予处罚。

七、财务部内部牵制制度

为完善财务会计各岗位、各环节之间的相互核对工作，严肃财经纪律，保护公共财产，防止差错、舞弊，特制定本财务部内部牵制制度。

（一）坚持钱账分管原则。凡涉及资金的结算、登记工作，均由两人或两人以上分工负责；出纳人员不得兼管稽核、记账（除本职范围内现金日记账和银行存款日记账）、会计档案及重要凭证的管理工作，以起到互相牵制的作用。

（二）出纳收取现金应按编号、顺序填写收据，所有款项的支付都必须手续齐全、内容真实、开支合法。除现金开支范围规定的支付范围，其余均应通过银行办理转账支付，不得支付现金。

（三）对门诊、住院收费人员使用的空白现金收据、有价证券，采取定额领取、顺序编号、严格登记办法进行控制，建立账簿备查；对门诊、住院收费人员或出纳经管的现金，实行不定期清查、盘点、长款下账、短款自赔制度，杜绝一切可能产生的漏洞。

（四）门诊收费人员严格按照病人就诊卡项目金额打印收据。收据一式三联，第一联加盖收费公章作为交款人收据，第二联交执行科室做工作量统计，第三联与日报表交财务部核对，所收款项交出纳存入银行。

（五）病人住院预收款由收费人员录入住院收费系统，实行机打预收款收据，加盖收费专用章，交病人作为交款凭据，出院时交回入院处，作为结算人员冲减预收款依据。

（六）每月结账后，银行存款余额要与银行对账单核对相符，及时清理未达账项，特别是银行已付医院未付款项、医院已收银行未收款。如有异常或发现重大问题，应及时向领导反映，根据情况做出处理。

八、财务管理内控制度

为贯彻执行国家财经法律法规，维护国有资产的安全与完整，堵塞管理漏洞，提高业务管理水平和会计信息质量，依据

《中华人民共和国会计法》《中华人民共和国预算法》及财政部颁布的《内部会计控制规范》《事业单位财务规则》《事业单位国有资产管理暂行办法》《医院财务制度》《政府会计制度》等法规，特制定本制度。

（一）预算管理内控制度。

1. 建立健全预算编制、审批、执行、调整、分析、考核等的管理制度，单位的一切收支必须全部纳入预算管理。

2. 建立完善的预算编制制度，根据单位的发展规划和年度事业发展计划，科学合理地编制年度预算。建立由单位领导负责、财务部牵头、相关部门参与，分工合作的预算管理机制。

3. 按照批准的年度预算组织收入、安排支出，严格控制无预算支出。

（二）收入管理内控制度。

1. 建立健全收入、价格、医疗预收款、票据、退费管理制度及岗位责任制，明确相关岗位职责、权限，确保提供服务与收取费用、收入票据保管与使用、办理退费与退费审批、收入审核与收入经办等不相容岗位的相互分离，合理设置岗位，加强制约和监督。

2. 制定收入管理的业务流程。明确收入、票据、退费管理等环节的控制要求，重点控制门诊收入和住院收入。加强流程控制，防范收入流失，确保收入全过程得到有效控制。

3. 各项收入应符合国家有关法律法规和政策规定，取得的各项收入必须开具统一规定的票据，严格按照医疗机构财务会计制度规定确认、核算收入。各项收入由财务部门统一核算、统一管理，其他任何部门、科室、个人不得收取款项，严禁设立账外账和"小金库"。

4. 各类收入票据由财务部门统一管理。明确票据的购买、印制、保管、领用、核销、遗失处理、清查、归档等环节的职责和程序，设立票据登记簿进行详细记录，防止空白票据遗失、盗用。

5. 加强结算起止时间控制。统一规定门诊收入、住院收入的每日、每月结算起止时间，及时准确核算收入。

6. 建立退费管理制度。各项退费必须提供交费凭证和相关证明，核对原始凭证和原始记录，严格控制审批权限，完备审批手续，做好相关凭证的保存和归档工作。

7. 建立各项收入与票据存根审查核对制度，确保收入真实、完整。

（三）支出管理内控制度。

1. 建立健全支出管理制度和岗位责任制。明确相关部门和岗位的职责、权限，确保支出的申请、审批、执行、审核与付款结算等不相容岗位相互分离，加强制约和监督。

2. 各项支出要符合国家有关财经法规制度。严格按照医疗机构财务制度的规定确认、核算支出。

3. 健全支出的申请、审批、审核、支付等的管理制度。明确支出审批权限、责任和相关控制措施，审批人必须在授权范围内审批，严禁超范围审批支出。

4. 加强支出的审核控制。完善支出凭证控制手续和核算控制制度，及时编制支出凭证，保证核算的及时性、真实性和完整性。

5. 加强成本核算与管理。严格控制成本费用支出，降低运营成本，提高效益。

（四）货币资金管理内控制度。

1. 出纳不得兼任审核、票据管理、会计档案保管和收入、支出、债权债务账目的登记工作。

2. 医院机构不得由一人办理货币资金业务的全过程。

3. 办理货币资金业务的人员要有计划地进行岗位轮换，出纳岗位连续在岗不能超过 5 年。门急诊和住院收费人员要具备会计基础知识和熟练操作计算机的能力。

4. 按照规定的程序办理货币资金收入业务。货币资金收入必须开具收款票据，保证货币资金及时、完整入账。

5. 按照《现金管理暂行条例》的规定办理现金收支业务。不属于现金开支范围的业务，应当通过银行办理转账结算，实行现金库存限额管理，超过限额部分，必须当日送存银行并及时入账，不得坐支。

6. 按照《支付结算办法》等有关规定，加强银行账户管理。严格按照规定开立账户、办理存款、取款和结算，定期检查、清理银行账户的开立及使用情况，加强对网银操作及密码的管理，保证网上银行系统正常运行和医院资金安全。加强银行结算票据的填制、传递及保管等环节的管理与控制，严禁出借银行账户。

7. 加强银行存款的对账控制。出纳和编制收付款凭证以外的财会人员每月必须核对一次银行账户，并编制银行存款余额调节表，对长期未达账项应及时向有关负责人报告。

8. 加强银行预留印鉴的管理。财务专用章必须专人管理，个人印章应由本人或授权人保管，因特殊原因需其他人暂时保管的，必须有登记记录，严禁一人保管支付款项所需的全部印章。

9. 加强与货币资金相关的票据管理。明确各种票据的购买、保管、领用、背书转让、注销等环节的职责权限和程序，并专设登记簿进行记录，防止空白票据的遗失和盗用。

10. 加强对现金业务的管理与控制。出纳每日必须登记日记账、核对库存现金、按时编制出纳报表，做到日清月结。

（五）药品及库存物资管理内控制度。

1. 建立健全药品和库存物资的管理制度和岗位责任制。明确岗位职责、权限，确保请购、审批、询价、确定供应商、合同订立、审核、采购、验收与会计记录、付款执行等不相容职务相互分离，合理设置岗位，加强制约和监督。

2. 医院机构不得由同一部门或同一人全权办理药品及库存物资业务。

3. 明确计划编制、审批、取得、验收入库、付款、仓储保管、领用与处置等环节的控制要求，设置相应凭证，对请购手续、采购合同、验收证明、入库凭证、发票等文件与凭证进行核对，确保全过程得到有效控制。

4. 加强药品和库存物资的核对管理。财务部门要根据审核无误的入库凭证、批准计划、合同协议、发票等相关证明及时记账，每月与归口管理部门核对账目，保证账账、账实相符。

5. 健全药品及库存物资缺损、报废、失效的控制制度和责任追究制度。完善盘点制度，药房、库房每季度盘点一次。药品及库存物资盘点时，财务、审计等相关部门要派员监盘。

（六）固定资产管理内控制度。

1. 建立健全固定资产管理制度和岗位责任制。明确相关部门岗位职责、权限，确保购建计划编制与审批、验收、取得与款项支付实施。

2. 制定固定资产管理业务流程。明确取得、验收、使用、保管、处置等环节的控制要求，设置相应账卡，如实记录。

3. 建立固定资产购建论证制度。按照规模适度、科学决策原则，加强立项、预算、审批、执行等环节控制。大型医疗设备配置按照准入规定履行报批手续。

4. 加强固定资产验收控制。取得固定资产时要求组织有关部门或人员严格验收，验收合格后才能交付使用，并及时办理结算，登记固定资产账卡。

5. 建立固定资产维修保养制度。归口管理部门应当对固定资产进行定期检查，对维修和保养做好详细记录，严格控制固定资产维修保养费用。

6. 明确固定资产处置的标准和程序。按照管理权限逐级审核报批后执行。

7. 建立固定资产清理盘点制度。明确清查盘点范围、组织程序和期限，每年年末前，要进行一次全面清查盘点，保证账、卡、物相符。

（七）债权和债务管理内控制度。

1. 明确相关岗位的职责和权限。确保业务经办、出纳、明细账、总账核算、审查与记录等不相容职务相互分离，合理设置岗位，加强制约和监督。

2. 建立健全应收账款、预付款项和备用金的催收、清理制度，严格审批、及时清理。建立病人预交住院金、在院病人医药费、医疗欠费管理控制制度。

3. 加强债务控制。充分考虑资产总额及构成、还款能力、影响医疗机构可持续发展的各种因素，严格控制借债规模。大额债务必须经领导集体决策，审批人必须在职责权限范围内审批，并及时清偿债务，防范和控制财务风险。

（八）财务电子信息化管理控制制度。

1. 建立健全财务电子信息化管理制度和岗位职责。应用专门的模板模块，明确相关部门的岗位职责、权限，确保软件开发、系统操作与维护、档案保管等不相容职务相互分离，合理设置岗位，加强制约和监督。

2. 加强财务电子信息系统的应用控制。建立用户操作管理、上机守则、操作流程及上机记录制度。加强对操作员的控制，实行操作授权，严禁未经授权操作数据库。监控数据处理过程中各项操作的次序控制，数据防错、纠错有效性控制，修改权限和修改痕迹控制，确保数据输入、处理、输出的真实性、完整性、准确性和安全性。

3. 建立财务电子信息档案管理制度。加强文件储存与保管控制。数据要及时双备份，专人保管，并存放在安全可靠的不同地点。

（九）采购业务内控制度。

1. 合理设置政府采购业务管理机构和岗位，并确保不相容岗位相互分离。

2. 各业务部门应按实际需求提出政府采购预算建议，采购部门作为归口管理部门，应当严格审核政府采购预算的合理性。

3. 加强采购活动管理，加强内部审核。按照规定选择政府采购方式、发布采购信息等。

4. 加强对政府采购项目验收的管理，根据验收制度和政府采购文件，由指定部门对品种、规格、数量、质量进行验收。

（十）建设项目的内控制度。

1. 建设项目应当经过领导班子集体研究决定，严禁任何人单独决策或擅自改变集体决策意见，决策过程应当形成书面文件。

2. 选择具有相应资质的单位签订合同，重大建设项目应采用招标方式选择单位。

3. 应当依据国家有关规定组织建设项目招标工作，并接受审计部门的监督，采取签订保密协议、限制接触等措施，确保招标、评标工作在严格保密的情况下进行，保证招标活动公平公正、合法合规。

（十一）合同管理内控制度。

1. 合同订立控制。应当加强对合同订立的管理，明确合同订立的范围和条件，对于影响重大、涉及较高专业技术或法律关系复杂的合同，应当组织法律、技术、财会等方面的工作人员参与谈判，必要时可聘请外部专家参与相关工作。谈判过程中的重要事项和参与谈判人员的主要意见应当予以记录并妥善保管。应当妥善保管和使用合同专用章，严禁未经授权擅自以单位名义对外签订合同，严禁违规签订担保、投资和借贷合同。

2. 合同履行控制。应当对合同履行情况实施有效监控。合同履行过程中，因对方或单位自身原因导致可能无法按时履行的，应当及时采取应对措施。应当建立合同履行监督审查制度，合同履行中若需签订补充合同，或变更、解除合同等，应当按照国家有关规定进行审查。

3. 合同登记控制。合同归口管理部门应当加强对合同登记的管理，定期对合同进行统计、分类和归档，详细登记合同的订立、履行和变更情况，实行对合同的全过程管理。与经济活动相关的合同，应当同时提交财务部门，作为账务处理的依据。

九、财务印鉴保管使用及销毁制度

为加强对医院财务印章的保管、使用和销毁管理，保证会计业务正常运行，维护财经纪律，确保收付安全，特制定本制度。

（一）财务部收付款项、门急诊收费、住院收费及其他有关货币资金收付业务的环节，启用公章必须由财务部向有关部门按规定办理申请、刻制手续，并进行登记。

（二）为加强管理，需要移交其他单位或科室使用的，必须在财务部办理预留印鉴，以明确责任。

（三）因工作变更，需要移交印章者，交接双方应到财务部办理印章转移交接手续。

（四）门急诊收费、住院收费等多人持用同一枚印章的，必须严格按编号使用，以示区别。

（五）印章必须妥善保管，不得随意存放，做到上班人不离章，下班章不离锁，以防丢失或盗窃事故发生。

（六）因故交换印章，在新印章启用时，必须交回旧印章，并根据有关规定经保卫科、审计科、院办、财务部共同监督销毁。

（七）医院财务印鉴必须分别保管：由财务部主任、出纳分别保管，保管印鉴者不能保管空白支票。

（八）电算系统、重要口令授权严密，密码实现分散专人管理，责任落实到人。

十、经费审批及报销管理制度

根据国家有关方针、政策和财务规章制度，为建立规范的经济工作程序，按照"统一领导、集中管理"的原则，提高医院资金的使用效益，进一步完善各种费用的审批权限，特制定本制度。

（一）医院的一切财务收支活动必须严格遵守国家的法律法规和财务规章制度。

（二）医院的经费开支权限应体现"统一管理、分级负责、集中控制"的原则，执行"三重一大"的规定，坚持财务开支授权审批、层层负责的原则，分管副院长可审核在各自的工作权限范围内发生的各项费用。

（三）加强财务部的管理职能，医院的各项资金必须纳入财务部统一管理，不允许账外账和私设"小金库"。

（四）医院各科室的费用在使用前需事先提出计划，经分管副院长批准、审计部门审核合格后才能予以付款。

（五）凡医院对外的一切开支均以取得合法的原始凭证为依据。由经办人、审核人、财务负责人签字后报送领导审批。凡超过 100 元以上的应由院长审批，100 元以下可由分管副院长审批，签字后才能予以付款。

（六）重大经济事项必须经院长办公会集体论证决定，再按上级部门规定逐级上报审批。

（七）严格现金管理，大于现金支付额度的支出，应采用银行结算，职工个人收入（工资、绩效）全部实行银行支付，严禁现金支付。

（八）公务差旅、外出培训等，按照相关程序文件审批、报销。

（九）所有借款原则上在经济活动结束后一个月内报销。

（十）坚持权责对等的原则，实行责任追究制度和重大经济事项领导负责制。

（十一）经费审批及报销流程管理规定。

为加强医院财务管理工作，完善医院报销程序及规定，规范执行报销流程，根据国家有关方针、政策和财务规章制度，结合医院的实际运营情况，特制定本规定。

1. 适用范围：本规定适用于医院公费借支、现金领款、经费报销事项。

2. 报销凭证规范性管理。

（1）经办人员在支出费用时，应取得真实合法的原始凭证，以下凭证为合法凭证，准予报销：①税务机关批准的带防伪水印底纹和全国统一发票监制章的税务发票；②财政机关批准并统一监制的行政事业性收据；③邮政、银行等系统的各类带印戳的收据、支出证明单。

（2）经办人取得的原始凭证，若内容填写不完整，视为无效原始凭证，不予报销。

（3）经办人员填写报销单时，统一用黑色或蓝黑色签字笔填写，不得涂改、挖补，否则视为无效报销单，不予报销。

（4）经办人报销支出费用时，报销内容应符合原始凭证的使用范围及性质。

（5）经办人在支出事由发生后应在3个月内到财务部报销，超过规定期限未报销者，应提交迟到报销情况说明。

3. 审批权限规定。

（1）借款的审批权限。

· 职工因公借款，借款金额在 10000 元及以下的，经手人填写借款单并签字后，由相关科室负责人在审核人处签字确认，财务会计复核并经财务部主任签字审核，分管副院长签字审批。

· 职工因公借款，借款金额大于 10000 元的，经手人填写借款单并签字后，由相关科室负责人或分管副院长在审核人处签字确认，财务会计复核并经财务部主任签字审核，院长签字审批。

（2）经费报销的审批权限。

· 各科室的经费报销，金额在 100 元及以下的，均由经手人填写报销单并签字后，由相关科室负责人签字确认，财务会计复核并经财务部主任签字审核，分管副院长签字核准，院长签字审批。

· 各科室的经费报销，金额大于 100 元的，均由经手人填写报销单并签字后，由相关科室负责人或分管副院长签字确认，财务会计复核并经财务部主任签字审核，分管副院长签字核准，院长签字审批。

· 职工进修学习以及外出培训（包括出国学习）的报销，均由经手人填写报销单并签字后，由科教科负责人签字确认，财务会计复核并经财务部主任签字审核，分管副院长签字核准，院长签字审批。

· 公务用车相关费用，由经手人填写报销单并签字后，由医院办公室负责人签字确认，财务会计复核并经财务部主任签字审核，分管副院长签字核准，院长签字审批。

· 对个人及家庭相关支出（如看望生病职工、遗属补助、安家费、抚恤金、丧葬费等），均由经手人填写报销单并签字后，由人力资源部负责人签字确认，财务会计复核并经财务部主任签字审核，分管副院长签字核准，院长签字审批。

· 接待费相关支出，均由经手人填写报销单并签字后，由医院办公室签字确认，财务会计复核并经财务部主任签字审核，分管副院长签字核准，院长签字审批。

（3）现金领款的权限。

·现金领款事项，领款金额在 100 元及以下的，由经手人填写现金领款单并签字后，由相关科室负责人在审核人处签字确认，财务会计复核并经财务部主任签字审核，分管副院长签字审批。

·现金领款事项，领款金额大于 100 元的，经手人填写现金领款单并签字后，由相关科室负责人或分管副院长在审核人处签字确认，财务会计复核并经财务部主任签字审核，院长签字审批。

4. 经费报销的附件管理。

（1）外出参加会议、培训、进修经费报销所需附件：①医疗卫生单位经费报销凭证；②差旅费报销单；③车票、机票（还需附登机牌）、住宿费发票、培训/会务发票；④国内因公出差审批单（或进修申请表）；⑤会议通知；⑥进修协议、入学通知书、结业证书（适用于进修）。

（2）因公办事差旅费报销附件：①医疗卫生单位经费报销凭证；②差旅费报销单；③车票、机票（还需附登机牌）、住宿费发票；④国内因公出差审批单；⑤外出办事的通知、函件等相关材料。

（3）公务接待费报销附件：①医疗卫生单位经费报销凭证；②公务接待函、检查通知、相关证明文件或说明之一；③公务接待审批单（并附接待及陪同人员名单）；④发票；⑤菜单（盖餐饮单位公章）。

（4）劳务费、专家指导费用（适用于专家会诊、专家授课指导）报销附件：①医疗卫生单位经费报销凭证；②领款人签字表（至少要包含金额及领款人签字，并备注领款人身份证号码、银行卡号）；③专家会诊申请（适用于专家会诊）；④指导安排表及现场照片（注明专家授课指导的时间、地点）。

（5）财务手续费、利息支出、税费报销附件：①医疗卫生单位经费报销凭证；②银行回单。

（6）医院承办学术会议费报销附件：①医疗卫生单位经费报销凭证；②会议通知；③会议日程安排；④参会人员签到表；⑤专家授课费领取签字表（适用有专家费用的情况，备注身份证号码、银行卡，要包含金额及领款人签字）；⑥宾馆、饭店等会议服务单位提供的发票；⑦就餐菜单明细（盖餐饮单位公章）。

（7）租赁费报销附件：①医疗卫生单位经费报销凭证；②租赁费发票；③签订租赁合同的需附租赁合同。

（8）维修费报销附件：①医疗卫生单位经费报销凭证；②维修申请单（小额零星维修除外）；③卫生健康局批复（适用于维修金额大于或等于1万元的情况）；④维修发票；⑤维修明细单（发票有明细时可不附）；⑥设备维修入库及出库单（基建维修除外）；⑦签订维修合同的，需附维修合同。

（9）职工福利费用报销附件：①医疗卫生单位经费报销凭证；②发票；③货物明细单；④职工签字领取表；⑤物资购买申请表。

（10）因公出国费用报销附件：①医疗卫生单位经费报销凭证；②差旅费报销单；③派员单位出国任务和预算审批意见表；④因公护照或出境通行证复印件；⑤相关费用的原始票据；⑥各种报销凭证须用中文注明开支内容、日期、数量、金额等，并由出国人员签字。

（11）采购固定资产、无形资产报销附件：①医疗卫生单位经费报销凭证；②申购审批表；③发票；④销售明细单（发票有明细时可不附）；⑤固定资产或无形资产入库单；⑥卫生健康局批复（适用于维修金额大于或等于1万元的情况）；⑦签订采购合同的，需附采购合同；⑧政府采购资金直接支付审批表、政府采购计划备案表、政府采购中标通知书或中标公告、政府采购项目履约验收表（适用于通过政府采购途径）。

（12）病人退费报销附件：①医疗卫生单位现金领款单；②医院发票或相关退费证明资料。

（13）医院车辆油费、医院车辆过路费、医院车辆停车费、医院车辆保险费、医院水费、医院电费、医院气费、医院电话费、职工社会保险费、住房公积金报销附件：①医疗卫生单位经费报销凭证；②发票。

（14）医院车辆维修费报销附件：①医疗卫生单位经费报销凭证；②发票；③维修清单。

（15）引进人才安家费报销附件：①医疗卫生单位经费报销凭证；②协议；③人员的结业证书或规范化培训证书；④卫生健康局批复（适用于金额大于或等于 1 万元的情况）。

（16）抚恤金、丧葬费报销附件：①医疗卫生单位经费报销凭证；②社保局的通知。

（17）零星购买办公用品、印刷品报销附件：①医疗卫生单位经费报销凭证；②发票；③销售明细单（发票有明细时可不附）。

（18）医疗纠纷赔偿款报销附件：①医疗卫生单位经费报销凭证；②法院判决书、法院民事调解书、医疗纠纷人民调解委员会调解协议书、医患调解赔偿协议；③领款人身份证及银行卡号复印件；④其他相关证明材料。

（19）物业管理费报销附件：①医疗卫生单位经费报销凭证；②发票；③合同及相关协议；④用工明细单。

（20）其他未列举事项一般应附：①申购审批表；②超过 1 万元的需附卫生健康局批复；③发票；④销售明细单；⑤合同或协议等。

（21）梳理相关流程：图 4.1 为公费借支流程，图 4.2 为现金领款流程，图 4.3 为经费报销流程。

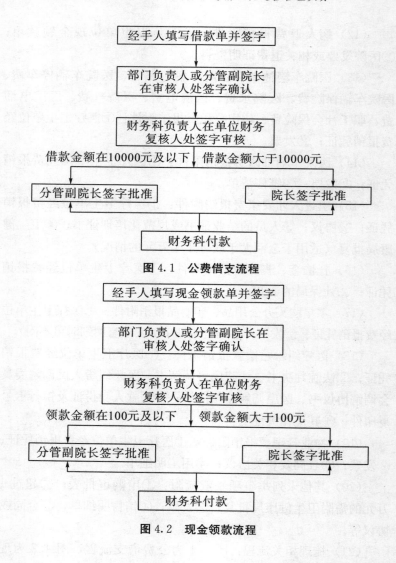

图 4.1　公费借支流程

图 4.2　现金领款流程

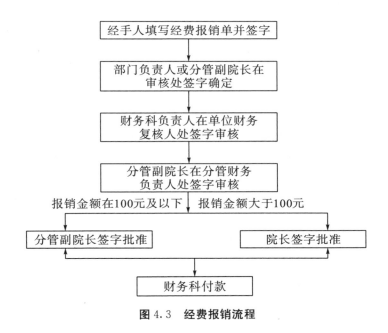

图 4.3　**经费报销流程**

十一、流动资产管理制度

医院的一切资产均为医院所有，必须纳入医院账内统一核算和监督。任何个人或科室不得保留账外资产，以防流失。财务部应做好流动资产的管理工作。流动资产指可以在 1 年内变现或者耗用的资产。医院流动资产包括现金、银行存款、应收款项、库存物资、药品等。

（一）货币资金管理。

货币资金主要包括现金及银行存款。医院应加强货币资金管理，严格遵守《现金管理暂行条例》和《银行结算办法》。

1. 现金管理。

（1）医院在业务经营中取得的各项收入必须全部交到医院财

务，及时入账，任何部门、个人不得以任何理由或者以任何形式截留或者挪用。

（2）门急诊挂号收费处和住院收费处收取的现金当日存入银行，并注明款项来源，不得坐支现金。财务部应定期或不定期对现金缴存情况进行检查。

（3）医院只有院长根据相关权限规定有货币资金使用和流动资产处理的审批权。

（4）现金收支严格执行国家的现金管理规定。任何人均不能以未经批准或不符合财务要求的票据字条等充抵现金，更不能擅自挪用现金，不得坐支现金。

（5）对医院的货币资金和其他流动资产必须加以严格管理，货币资金使用和流动资产处理，必须按照规定的审批权限经有关领导签字，否则不得支付和处理。

（6）严格按照国家《现金管理暂行条例》规定用途使用现金，医院对外经济往来、采购物资所需款项，除限额内允许支付现金，其余应通过银行办理转账结算。

（7）加强对现金的控制，不定期进行现金库存检查，经财务部门领导批准，由两名或两名以上财务人员同时查库。查库要进行查库记录，由财务部门领导签字批准并有查库人员及出纳同时签字。

（8）每笔现金支出都必须根据审核无误并经主管领导审批的原始凭证支付，并编制记账凭证。每笔现金收入也必须根据审核无误的原始凭证并编制记账凭证。

（9）借用现金时，申请人应填制现金借款单，写清金额、用途、借款人、借款时间、归还（或核销）时间，且必须按期归还（或核销）。逾期不归还者将按医院有关规定予以处罚。

（10）借用现金必须由主管领导审核确认，经主管领导批准签字后方可领用。

（11）除现金支付范围内的支出，其他支出均不能借用现金，严禁因私借款。

（12）对造成损失的责任人，依医院有关规定追究其责任。

（13）库存现金要做到日清月结，做到账账、账款相符，并编制现金日报表。如发现不符，应及时查明原因，进行处理。

（14）加强现金管理，落实各项防范措施，确保现金保管存放安全。

2. 银行存款管理。

（1）按照国家有关规定开立银行账户，以办理有关存款、取款及转账结算等业务。遵守银行有关制度，接受银行监督，不出租、出借、套用或转让银行账户。

（2）医院所有支票均由财务部签发，填写付款金额、日期、用途等有关内容，严禁携带空白支票外出。领用支票者，须妥善保管支票，并及时向财务部结报。如发生支票丢失、被盗，应及时向财务部报告，若对医院造成经济损失，一律由领用支票者承担全部责任，并赔偿经济损失。领用支票者如把支票移作他用，假公济私、谋取私利的，一律按贪污等论处。

（3）根据合同、协议规定，由业务部门申办的对外支出等需要银行办理网上支付、汇票、电汇、银行本票等方式支出时，由经办业务部门填写费用支出报销单或医院规定的其他单据，交相关主管领导审核后，方可支出。

（4）日常采购物资或支出费用领用支票，按规定填写费用支出报销单，报主管领导审批。

（5）严格控制签发空白支票，如因特殊情况确需签发，必须在支票上写明收款单位名称、用途、签发日期和规定限额，在银行规定开空白支票范围内才可以开出。

（6）银行存款收支后，应按顺序逐笔登入银行存款日记账，按日结出余额，每月与银行对账单核对，如有差额，必须逐笔查明原因，编制银行存款调节表，调节相符。如有差错，应及时查明原因，属于账务上的错误，应由会计人员更正，属于银行的错误，应通知银行更正。

（7）每日银行收付业务应根据审核无误的原始凭证逐笔登记银行存款日记账并结出余额，定期与银行对账单核对并编制银行存款余额调节表，月末与总账核对。必须保证账账、账实相符。

（8）采用银行汇票、汇兑等其他结算方式的，要严格按照《中华人民共和国票据法》和银行规定，按照本制度规定的内部申请、审批程序和银行的结算制度办理。

（二）支票领取及管理。

1. 支票领取。

（1）领取支票，先填写费用支出报销单，写明用途、金额、使用人等项，经有关财务人员审核、财务部主任复核、院长签字批准后方能领取。

（2）签发支票，在填写费用支出报销单时，须提交符合审批程序的用款报告及附件（合同、采购单、计划书等）。

（3）持票人应妥善保管支票，如丢失，将由个人承担经济责任。

2. 支票管理。

（1）所签发支票应填写收款医院、日期、金额（限额）、用途，不准签发空白支票。

（2）建立银行支票使用登记簿，详细登记每笔银行支票的领用时间、号码、用途、金额、领用人、收款单位等。

（3）会计人员应每日准确掌握账户余额，不准发生空头、透支资金。

（4）会计人员应及时申购支票，并妥善保管。

（5）医院财务专用章、法人章分专人妥善保管。

（6）支票和财务专用章、法人章保管人员必须分工，不得为同一人员。

（7）作废的支票要及时注明"作废"，并妥善保管，统一注销。

（三）网银支付管理。

为促进医院网上银行支付业务有序开展，确保医院资金安全和高效运作，特制定本管理办法，请严格遵照执行。

网银管理基本原则：①确保安全。利用多级授权的安全机制，保障网上银行系统正常运行和医院资金安全。②讲求效益。在保证安全的前提下，力求实现结算效率与效益最大化。

根据业务需求，医院网银目前仅限于：①账户查询，如账户状态及其余额的查询、历史交易查询、票据查询等。②银行收支结算，如内部转账、经费支付和日常办公费用支付等。

网银业务使用管理如下。

1. 网银密钥三级管理：本着高效和强化资金安全审核原则，医院网银密钥必须按三级权限进行管理，即出纳制单、会计复核和财务负责人授权模式。

2. 网银收付业务管理：出纳根据手续齐全的有效收付凭据办理网银结算操作。一级复核管理员根据收付凭据对出纳网银指令进行复核。财务负责人对网银收支业务进行授权。经授权，完成整个网银结算程序。

3. 网银操作过程中非正常业务的处理：采用网银方式进行结算操作，除建立三级权限机制，还必须强调谨慎性原则。如在正常操作过程中，由于网络、系统或其他原因造成收支业务出现可疑指令，应当立即与网银的经办行进行咨询、确认，包括形成问题的原因、解决措施、需要时间等，切不可再次操作，防止出现单笔业务重复支付现象。通过与银行联系，确认业务确系未支付，且挂账待处理指令消除后，方可补制业务，并按三级权限进行处理。

4. 网银业务维护与管理：安装了网银的计算机为专用计算机，非网银操作人员严禁使用，出纳负责对网银计算机进行日常管理与维护。网银操作人员离开岗位时，必须退出网银系统，并将密钥从计算机上拔出，妥善保管。出纳、会计、财务负责人所管辖的网银密钥应视作财务印章进行管理，并将其密码与网银密钥分开保管。不定期对网银的操作、保管情况进行稽核，确保网银业务安全。

（四）应收账款管理。

应收账款是每个企业进行生产经营活动时商品与劳务赊销的产物，是企业以信用方式对外销售商品、提供劳务等所形成的尚未收回的被购货单位、接受劳务单位所占用的本企业的资金，属于商业信用的一种形式。医院对应收账款的管理规定如下：

1. 应收账款的确认，以销售或者提供劳务实现为标志，即发票一经开出，即形成应收账款。

2. 财务部应认真登记商家往来款项，按照应收单位、部门、个人分别核算，及时核对、催收应收款项。应根据商家欠款情况，分析其信誉程度，及时采取相应措施收回欠款，防止拖欠，减少呆账形成。

3. 医院负责应收账款的财务人员必须经常核查所有应收账项，确定每项账款的可收性。

4. 医院应根据经验确定本年度每月坏账应计项目，该应计项目将作为计提坏账准备的基础。

5. 所有被视为无法收回的应收账款将根据实际金额计入坏账损失。坏账确认应考虑的条件：债务人破产或死亡，其破产或遗产清偿后，仍然不能收回；债务人逾期未履行偿债义务，超过三年仍不能收回。对于不能收回的应收款项，要分清原因，进行处理。对超出三年以上确实无法收回的应收账款，报经主管部门审批后，确认为坏账，方可作坏账处理。

6. 医院对应收款项的管理应遵循"谁经办，谁负责，及时清理"的原则。财务部定期考核应收账款回收期等指标，确定奖惩措施。

7. 应收账款交接是指业务人员岗位调换、离职，必须对经手人的应收款进行交接。交接前应核对全部报表，有关交接项目一概以交接清单为准，交接清单若经交、接、监方签署盖章即视为完成交接，日后若发现账目不符由接交人负责。

8. 其他应收款的管理比照上述应收账款的管理执行。

（五）预付账款管理。

预付账款是指企业按照购货合同的规定，预先以货币资金或货币等价物支付供应单位的款项。预付账款的管理如下：

1. 预付账款必须要根据合同办理，由经办人申请，各部门主管审核确认，经财务部核对无误，上报院长签字批准。

2. 预付账款应按对方单位或个人设明细账进行明细分类核算，定期检查预付账款，监督合同的履行情况。

3. 财务负责人定期检查预付账款使用情况。每年年终，医院应全面清查，并与对方核对清楚后书面签章确认。

4. 对无正当理由不及时办理销账手续，长期占用医院资金的，财务部可停止办理该部门任何新的预付款申请，必要时，医院将对逾期未核销预付款对应的合同商采取法律行动直至得到清理。

5. 对确实无法收回或核销的款项，应详细分析原因后及时处理，不得长期挂账。由工作人员失误造成的，要追究有关部门和经办人的责任；由对方原因造成的预付款无法收回或核销，并已尽追索义务的，应按照医院审批程序报批后，以坏账处理予以核销。

（六）库存物资管理。

库存物资是指医院为开展业务活动及其他活动而储存的卫生

材料、低值易耗品、其他材料等。库存物资按照"计划采购、定额定量供应"办法进行管理。

1. 物资采购管理。

采购制定储备定额标准，采购人员需根据医院的物资采购计划组织订货和采购，使库存物资的数量、质量、规格、型号、性能符合医院业务活动需要，防止积压和浪费。

2. 物资入库管理。

（1）物资入库前，要检查货物在数量、品种、规格上是否与运单、发票及合同规定相符，认真过磅点数。同时，在质量方面，仓库能检验的由仓库负责检验，凡需由技术部门协助检验的，应由技术部门负责检验。

（2）验收时如发现数量短缺、型号规格不符或有质量问题等，及时通知采购人员与供货单位联系，要求更换、补缺或退货。

（3）只有当单据、数量和质量验收无误后，物资管理部门才能入库、登账，并将入库通知单连同发票、运单等一起送交财务部门。

3. 物资出库管理。

各科室领用物资必须填写领用单，并由科室负责人审查和领取人签章。物资管理部门对未签字物资可拒发。保管员不得擅自外借一切医院物资。

4. 物资储存管理。

物资在保管过程中应按不同的规格、性能和形状科学合理地摆放，以便于发放和查验盘点。为保证仓库安全和防止物资变质，要做好防火、防盗、防潮、防爆工作。在物资保管过程中，还需建立健全账卡档案，及时掌握和反馈需、供、耗、存等情况，发现物资接近耗尽时，及时通知采购人员组织进货。

5. 物资清查盘点。

（1）物资按季盘点，年终进行全面清查，检查物资账面数与实存数是否相符，检查各种物资有无超储积压、损坏、变质等情况。在清点工作中如发现盘盈、盘亏、毁损等情况，应查明原因，针对情况及时处理。

（2）盘盈的以其价值计入其他收入。盘亏、毁损的，属于正常损失的部分，扣除残料价值后，计入其他支出。

（3）盘亏、毁损中属于非正常损失的部分，经主管部门或主办单位批准后，扣除过失人或保险公司赔偿和残料价值后，计入其他支出。

6. 低值易耗品管理。

（1）低值易耗品实物管理采取"定量配置、以旧换新"等管理办法。

（2）物资管理部门要建立辅助账，反映低值易耗品的分布、使用以及消耗情况。

（3）低值易耗品领用实行一次性摊销，个别价值较高或领用报废相对集中的可分期摊销。

（4）低值易耗品报废收回的残余价值，作为其他收入。

（七）医疗药品管理。

医疗药品是指医院为开展医疗活动而储存的各类药品。医疗药品的管理规定如下：

1. 药品管理要严格执行《药品管理法》、药品价格政策和职工基本医疗保险制度的有关规定，并遵循"计划采购、定额管理、加速周转、保证供应"的原则。

2. 药品必须建立健全出入库制度。

3. 药房要正确计算处方销售额，并与药品收款额核对相符。使用计算机进行药品管理，遵循"金额管理、数量统计、实耗实销"的原则。

4. 医院药品按照采购价格进行成本核算。

十二、收支结余管理制度

为加强医院结余资金的管理，按照国家规定和医院的发展所需，特制定收支结余管理制度。

（一）医院收支结余是指医院收入与支出相抵后的余额，包括财政项目盈余、医疗盈余、科教盈余。

（二）医院收支结余应于期末扣除，按规定结转下年继续使用的资金后，结转至结余分配。

1. "本期盈余—医疗盈余"：扣除财政基本拨款形成的盈余后若为正数的，按照国家有关规定转入"本年盈余分配—转入累计盈余"以及"本年盈余分配—提取职工福利基金"；为负数的，不得进行其他分配，直接将对应的借方余额转入"累计盈余—医疗盈余"。

2. "本期盈余—财政项目盈余""本期盈余—科教盈余"结转到"累计盈余—财政项目盈余""累计盈余—科教盈余"继续使用。

3. 国家另有规定的，遵循其规定。

（三）医院应加强结余资金管理。按照国家规定正确计算与分配结余。医院结余资金应按照规定纳入单位预算，在编制年度预算和执行中需追加预算时，按照财政部门的规定安排使用。医院动用财政项目盈余，应严格执行财政部门有关规定和批报程序。

（四）按照《医院财务制度》和《政府会计制度》的实质和内涵，加强医院收支结余管理。依法组织收入，努力节约支出。加强经济活动的财务控制和监督，防范财务风险，提高医院结余管理水平。

（五）加强预算约束，实行全面预算管理。医院所有收支应全部纳入预算管理，科学合理地编制预算，规范医院财务行为，促进医院结余管理。

（六）加强医院管理成本核算，强化成本控制，挖掘内部结余潜力。医院应建立健全定额管理制度、费用审核制度等，采取有效措施纠正、限制不必要的成本费用支出，控制成本费用支出。从内部挖掘潜力，提高医院结余管理水平。

（七）清理往来款项，做到各项收支及时入账，能够正确、完整地反映医院收支及结余真实情况。

（八）按照规定的计算方法，正确计算，提取结余。医院应当按照规定的计算方法和计算内容，对全年的收支活动进行全面的清查、核对、整理和结算。凡属本年的各项支出，都要按规定的支出渠道列报，正确计算，如实反映医院全年收支结余情况。

十三、出纳工作制度

为加强出纳岗位管理，特制定出纳工作制度。

（一）严格执行财经纪律、法律法规，按医院规章制度准确完成所有货币资金的收入、支出、登记、保管、核算工作。

（二）做好现金支票、转账支票以及会计的重要空白单据的保管，将每次使用情况登记在记账簿。

（三）按照各部门的需求计划，合理安排资金。

（四）严格费用报销和其他支出的审核，保证各项业务单据合法、手续齐全、内容完整。对不符合规定的项目拒绝受理。对于支出的费用，不论金额大小，均需由领导签字，领导外出时若有付款账项应由院长委托代理人（书面委托）或院长电话通知同意先付款，出纳人员方可先付款，事后补签相关手续。

（五）付款后及时按分类登记现金日记账簿。

（六）每月月末与银行对账，及时处理未达账项。

（七）及时完成工资的制作、报批、发放工作。

（八）严格执行现金、银行日清月结制度，确保资金安全。

（九）严格遵守《现金管理制度》，在规定范围内合理使用现金。这些现金包含：①职工工资、津贴、奖金；②个人劳务报酬；③出差人员必须携带的差旅费；④结算起点以下的零星支出；⑤领导批准的其他支出。

（十）除第九条规定外，超过使用现金限额的部分应当以支票或网银支付，确需全额支付现金的，经领导批准后方可支付。

（十一）日常零星支出所需库存现金限额为 10000 元，超额部分应存入银行。

十四、借支预付款项管理制度

按医院财务管理及相关财经纪律要求，对医院内私人及其他各种借支做如下规定：

（一）一切借支人员必须持有经领导批准的费用借支申报表（审批表）方能到财务部办理借支手续。所有借支及预付款，应由经办人负责办理全过程结算手续，包括定期核对、催收余款等手续，并对结算中的全部费用办理报销手续。

（二）除以下情况外，职工一律不得以个人名义借支公款。

1. 出差：预付差旅费，必须按出差人员经过的路线、里程、时间逐项估算后，由出差人员填写借款凭证，方能支付。

2. 办理公务：外出办公者，原则上不携带现金，办理托收或汇款，如有特殊情况，由财务部根据实际情况酌情支付。

3. 各类外出学习、考察：这类借支必须按照借支人员经过的路线、里程、时间、对应的学习、考察通知等逐项估算后，由其填写借款凭证，方能支付。

（三）借支人员完成上述相关事项返回医院后，一个月内必须到财务部办理报销手续，结清款项，任何人不得欠款，否则按借支的 2% 罚款，一个月以上者按借支的 5% 罚款，拖欠不报者从工资、绩效中扣回借支和罚款。

（四）一切不符合规定的借支和预付款项，财务部有权拒绝支付。

十五、票据管理制度

收据是医院收取各类款项向交款人开具的有效凭证。医院的各类收据按照用途分为住院结算收据、门诊收费收据、住院病人预交款收据、四川省往来结算统一票据。根据医院的管理要求，特制定票据管理制度。

（一）财务部负责收据的统一管理，根据收据使用情况，经请示医院领导同意，及时购买或印制各类收据，确保各项工作正常进行。

（二）财务部指定专人负责收据的管理，对入库的收据统一登记，并建立领发销号制度，监督收据使用。

（三）各种收据根据使用的具体情况实行定额发放，并依号码次序登记，使用人必须按号码依次使用，不得拆零使用。

（四）作废的收据必须妥善保管，使用人不得随意损毁，一式三联随报表送财务部，经审核无误后方可销号。

十六、预算管理制度

预算管理是指企业在战略目标指导下，对未来经营活动和相应财务结果进行充分、全面的预测和筹划，并通过对执行过程的监控，将实际完成情况与预算目标不断对照和分析，从而及时指导经营活动的调整，以帮助管理者更加有效管理企业和最大限度地实现战略目标。根据医院发展总体部署，特制定预算管理制度。

（一）医院预算的编制，采取财务部牵头，相关部门、科室参与，分工合作的办法，由预算管理委员会根据医院年度事业计划、工作任务，提出预算指标建议，按上级有关编制预算的要求，拟定医院年度预算方案。

（二）医院预算的编制，要参考上年度实际收支情况，结合预算年度医院发展和工作计划以及医疗收费标准等因素，按政府会计制度规定的收、支明细科目逐项确定。

（三）医疗业务收入主要以全年计划门诊人次数和出院人次数为基础，参照上年度门诊人次收费情况和住院人均收费情况计算。其他收入的预算编制，应参照上年度实际和预算年度有关因素确定。

（四）各项支出预算应根据预算年度工作计划、任务、人员变动情况、有关开支定额标准和物资供应计划价格等因素确定。在确保医疗业务正常有序开展的前提下，应注意合理节约。

（五）公用经费支出的预算要参照上年度支出情况和预算年度工作任务、业务计划等因素编制。人员经费应根据上年度平均人数、人均工资情况、预算年度人员增减计划等因素，按照会计科目逐项计算。药品费应按计划年度的药品成本，结合上年度药品收入情况来确定。

（六）专项基金收支的预算，收入应根据现行规定的提取、分配比例确定，支出按各项基金的用途，量入为出。专项补助应按上级下达的任务指标，保质保量完成，不得移作他用。当年未完工的项目，要结转下年度继续使用。一般修购费和大型设备更新维护费预算，应根据医疗和后勤等的需要，由财务部与有关科室协商分配。

（七）预算拟定以后，要经预算管理委员会审查通过，报上级主管部门审批后，由财务部统一掌握执行。

（八）经审查批准后的预算，一般情况下不得任意更改。财务部要根据预算情况和各科室提出的分配意见，经预算管理委员会同意后，召开有关会议，将指标分解给各科室归口管理。各科室应根据分配的经费指标，按月、按季编报使用计划、采购计划，经科室负责人签章同意后送财务部审查，安排经费，年终不得突破医院分配额度。

（九）财务部要对预算执行情况定期进行分析，一般每半年分析一次，全年分析要详细。上半年如预算与实际需要差距太大，或遇特殊情况，应提出调整预算的意见，报经有关领导、部门审批后执行。

（十）各科室收支应按照预算要求来执行，遇特殊情况需要超预算（计划外用款）的，应由使用科室提出书面报告，经财务部审查，报预算管理委员会审批后执行。

（十一）年终由财务部按照决算规定的要求，对医院财务情况进行决算，按规定逐级上报主管部门，并按照要求进行公开。

（十二）每年年终，预算管理委员会对各部门的预算进行考核，考核各部门预算执行情况，并结合实际情况提出改进建议。

十七、挂号工作制度

为确保医院挂号工作的及时性和有效性，根据医院精细化运营管理要求，特制定挂号工作制度。

（一）挂号窗口的工作人员，每日提前 30 分钟到岗挂号。

（二）开始挂号前，挂号工作人员需核对挂号签收据号与计算机内是否一致，挂号签收据要连号使用。

（三）熟悉坐诊医生排班情况以及坐诊医生专业、专科分类情况，病人问询时做好咨询和解答工作。

（四）认真统计并打出门诊挂号日报表，将收取的挂号收入当日交存银行。

（五）认真保管好各种票据，按收费标准进行分科挂号。

（六）坚持交接班制度，各责任人要当面交接、签字。

十八、收费、挂号交接班制度

为确保收费挂号窗口的工作有序开展，更好地为病人提供服务，根据医院管理要求，特制定收费、挂号交接班制度。

（一）收费挂号人员必须按照规定，认真做好交接班工作。

（二）门诊、急诊、住院收费人员必须将各自领用的收据连号使用，每日下班前必须将已使用收据以起、止号打出报表，按报表金额如实缴款。超过出纳收款时间的报表，按报表金额交予收费处组长或中班、夜班人员，并有收款人和交款人签名。

（三）白班、中班、夜班收费人员在下班前应将工作处理完毕，未处理完的要与接班人交代清楚，由接班人继续完成。

（四）门诊、急诊、住院收费人员下班前应将挂号收入日报表、门急诊收入日报表、住院病人的预缴款报表打出，按报表金额交予门诊收费处组长，并有收款人和交款人签名。

（五）各个班次的钱、物交接需双方当面清点、当面签字，如为一方忽略所发生的差错，由当事人自负。

十九、门诊、急诊、住院收费制度

医院为正常开展业务，设立门诊收费处、急诊收费处、住院收费处，根据医院管理要求，制定本收费制度。

（一）门诊收费处负责门诊病人的缴费工作。急诊收费处负责急诊病人的缴费工作。住院收费处负责住院病人的缴费工作。

（二）门诊、急诊、住院收费处是医院的重要文明窗口，对病人要态度和蔼，坚持文明用语，解释问题要耐心，对病人不顶、不气、不刁难。

（三）门诊、急诊、住院收费人员必须工作认真、仔细，努力提高工作效率，减少病人排队等候时间。

（四）收费要准确无误，实行唱收唱付，接收和找补现金要当面点清。

（五）周转现金不得超过规定限额，不准挪用公款，做到日清月结。编制日报表，核对无误后，将现金款项目交出纳存入银行。收据存根和日报表交审核人员复核。

（六）工作时间不得擅离岗位，不准由外人代替收费人员进行收费，否则追查处理。

（七）提高警惕，加强防范，做到人离加锁、出入带锁，注意安全。保管好收据、收费章和现金。

（八）急诊收费处实行三班制，严格交接班制度，及时交代需办的有关事项。

（九）夜班负责急诊窗口收费室工作。

（十）住院收费室负责入院、出院手续信息录入工作。

（十一）病人持有本院门诊或急诊医生开具的住院证到住院处办理入院手续方可住院。入院手续要详细输入病历首页住址、工作单位、职务、联系人电话等信息。

（十二）按照医院规定收取病人住院预交款。

（十三）随时掌握病人住院费用情况，并及时向科室或病人通报，催促欠款病人补交预交款。不补交者及时告知科室或主管医生（危重抢救病人除外）。

（十四）严格遵守国家有关财经法规，对住院收费进行监督，严格按标准收费。结算时要认真仔细逐项结算，防止多收或漏收。

（十五）每天定时将当日所收现金交出纳存入银行。

（十六）保管好收费章、出院结算收据，随时更换自己的操作密码，防止遗失和盗用。由于使用不当或保管出现问题，要追查有关人员责任。

二十、病人预交款管理制度

为保证医院业务的正常运行，要求病人在住院期间预先向医院交纳一定金额医疗费用，根据医院管理要求，特制定病人预交款管理制度。

（一）财务部指定专人负责病人预交款交纳情况管理工作，负责将每日病人预交款交纳情况及时与科室和病人沟通，配合科室做好催收工作。

（二）预交款票据管理工作。

1. 票据管理人必须先确认收费人员是否有此收款权限，之后方可在收据系统中发放预交款收据起、止号给收费人员使用，负责预交款票据使用审核，如发现有违规情况及时汇报处理，负责对审核无误的票据进行销号。

2. 收费人员应不定期更换自己的操作权限密码，预交款票据号码按顺序使用，收费人员按照医院规定收取病人足额的住院预交款，打印出的住院预交款票据盖章后交病人留存，病人出院时收回。

3. 住院预交款票据作废冲红处理。

（1）收费人员操作错误或计算机故障形成的作废冲红，需有作废冲红原因说明，组长确认签字，病人确认签名。

（2）其他原因形成的病人住院预交款作废冲红，需有病人所在科室负责人或主管医生签名，病人确认签名。

（3）仅有以上两种情况的操作，财务部审核时视为有效的作废冲红票据，减当日交款金额。

4. 收费人员下班前必须打印出当日住院日报表，并将所收的现金交出纳存入银行，报表有收款人和交款人签名。

5. 收费人员必须妥善保管作废冲红住院预交款票据，不得随意损毁，作废冲红住院预交款票据随报表送财务部，经审核无误后方可销号。

二十一、病人退费管理制度

病人在诊断治疗过程中，因为各种原因产生退费情况，如何及时有效退费，是医院面临的实际问题。根据医院管理要求，特制定病人退费管理制度。

（一）检查治疗退费：病人缴费后因各种原因不做检查治疗，属当天缴费的，凭缴费收据第一联（报账联）和第二联（科室收执联）一起交相关科室审核，签署未做检查治疗请退费意见，需科室经办人签名，病人签名，收费人员方可办理退费。

（二）门诊处方退费。

1. 已缴费未取药处方退费：凭收据一、二联和处方一起交药剂科经办人或开此医嘱的医生签名，病人签名，收费人员方可退费。

2. 已取药处方退费：病人缴费并取药后，因有些药物不能使用，或其他原因需要退费时，首先由医生重开需要的药品医嘱，药房收回可退回药品，取消上次取药的执行记录，并重划价已用药品应收费用，病人凭重新划价处方和原收据到收费室办理退费。收费人员将原处方全额退费并重新收取应收已用药品费用，退还病人差额现金。退费票据应有医嘱医生签名、药房主任或科室经办人员签名、病人签名方可办理退费。

3. 退费票据单张金额超过 500 元的，需有病人身份证复印件或就诊卡复印件，并附在退费票据上交财务部审核。

（三）以上退费情况经核实后，若发票第一、二联有缺失，则需病人提供就诊卡或身份证复印件，并写票据遗失说明，由财务稽核人员查实后签字，方可办理退费。

（四）病人退费流程见图4.4。

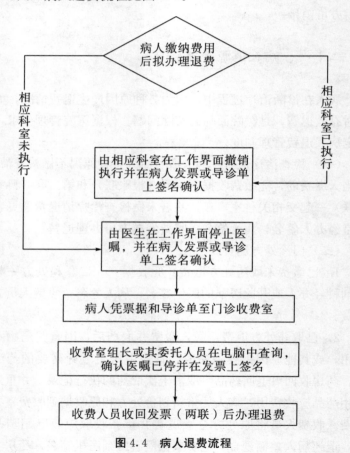

图4.4 病人退费流程

二十二、收费人员、出纳长短款报告制度

根据《政府会计制度》《医疗机构财务会计内部控制规定
（试行）》中关于医院收入管理的规定，结合医院实际情况，制定
收费人员、出纳长短款报告制度。

收费人员、出纳每日收费完毕，应对现金进行盘点，并核对
报表，严禁收费人员、出纳自行以长补短，超过 3 天未查明原因
的长款（门诊收费人员 100 元以上、住院收费人员 100 元以上、
出纳 500 元以上）必须立即报告给组长、票据审核会计，长短款
的额度较大时，应立即通知财务部负责人，并对其发生的原因进
行调查和分析。长款先交账，待原因查明后，再做处理，严禁将
长款私自截留。若发生短款，由收费人员、出纳自己先垫上，查
明原因后，如果是收费人员、出纳差错造成短款，由收费人员、
出纳自己赔偿。若是由报表计算错误等原因造成长款，本人或证
明人做出书面说明，经会计审核后，财务部负责人审签后领回。

二十三、收费人员、出纳现金抽查制度

根据《政府会计制度》《医疗机构财务会计内部控制规定
（试行）》等财务管理制度的要求，对医院收费人员、出纳实行不
定期现金抽查制度。

（一）抽查人员由财务部负责人、会计、票据审核人员组成，
收费人员和出纳无条件配合抽查人员的工作。

（二）对抽查出的门诊收费人员长款 100 元以上、住院收费
人员长款 100 元以上、出纳长款 500 元以上，先交账，待原因查
明后，再做处理，严禁将长款私自截留。

（三）若发生短款，由收费人员、出纳自己先垫上，查明原

因后，如果是收费人员、出纳差错造成短款，由收费人员、出纳自己赔偿。

（四）若是由报表计算错误等原因造成长款，由本人或证明人做出书面说明，经抽查人员审核，财务部负责人和抽查人员审签后领回。

二十四、收入管理制度

（一）医院的各项收入必须全部入账，由财务部统一管理。任何科室和个人，不准以任何借口私自对外收取任何费用、私设小金库，一经发现，视情节轻重，按违反财经纪律给予扣发奖金或行政处理。要保证医院的全部收入都统一纳入核算体系，不得另设账目管理。

（二）认真贯彻、执行国家的物价政策，严格按物价部门有关文件和医疗收费标准的规定收费，不准越权定价、擅自提高收费标准、增加收费项目和分解收费。做到应收则收、应收不漏，保证医院收入的合法性。

（三）各种收入凭证的领发、印刷、保管、销号，要严格登记，防止差错，堵塞漏洞。财务部要指定专人负责办理领用登记手续。要定期检查、结算、销号，收回的各种款项要及时入账。

（四）门诊、急诊、住院当日发生的收入，应当天收入当天结算。要及时填报日报，送财务部由专人复核，发现差错，及时纠正。

（五）住院病人费用清单应按统一格式标明各项医疗收费项目、价格，全面反映病人医疗内容和收费情况。医院物价员应经常督促、检查医疗收费情况，加强医疗收费管理。

（六）对于病人使用的一次性材料，应写明一次性材料名称、规格、数量等，按实际进价和规定的比率计算，不得随意定价收费。

二十五、费用支出管理及核算制度

（一）医院各项支出在院长的统一领导下，由财务部门统一管理并安排使用。

（二）所有支出由院长签字审批后方能执行。若院长外出，由院长指定委托代理人签字方可支出。

（三）每笔经费支出必须具备合法的原始凭证，根据审核权限，办理审批手续，每笔原始凭证必须注明经办人、验收人、保管人、领用人、主管人员等的签名，且票据合法、有效。若手续不齐备，财务部可拒绝付款。

（四）人员经费（工资、津补贴、职工福利、离退休人员费用）严格按照批准的劳动工资计划和国家规定标准执行。

（五）公用经费按核定的预算，采用定额管理办法控制支出，财务部不办理无预算、超预算支出。

（六）划清公私界限，工作人员外地出差不得以任何名义和任何方式用公款请客、招待、游山玩水，如有此类开支，财务部一律拒绝支付。

（七）医疗业务费在保证业务需要的基础上，采用确定消耗定额的办法进行管理。

（八）专项资金专款专用，实行计划安排。

（九）各项会计事务按照国家统一的《政府会计制度》办理，接受行政、审计等有关部门的指导和监督。

二十六、专项资金管理制度

为加强和规范医院的中央、省、市级财政及其他项目资金的管理工作，保障资金安全，提高资金使用效益，根据国家有关法律法规、财务制度等，结合医院实际情况，特制定专项资金管理制度。

（一）项目资金使用要求。项目资金实行专人管理、专账核算、专款专用，不准擅自调项、扩项、缩项，更不准拆借、挪用、挤占和随意扣压。

（二）项目资金报销。经办人必须在凭证上注明每笔支出事由，项目部门负责人签字审核，并在报销凭证上注明"在××专项资金中列支"字样，按报账审批权限审批签字后，交财务部列支，经办人、项目负责部门对支出项目的真实性负责，财务部对报销单据的合规性、审批程序是否符合财务制度负责。

（三）所有报销原始凭证必须真实、合法、有效，所附凭据参照日常经费报销相关要求，项目实施计划须附后，列支内容须与计划相符。

（四）项目资金使用期限。财政拨付的项目资金原则上是当年拨付当年使用完，若遇特殊情况确实无法使用完的，需在年终决算前按规定时间向财政局递交书面说明，财政局批准后将资金退还给财政局。其他项目资金参照相应文件要求。

（五）项目资金的实施范围。所有项目资金不得用于科室人员津贴、奖金、绩效及个人奖励等（文件另有规定的除外），具体实施范围参照业务文件要求，执行内容须与业务工作直接相关。

（六）若上级文件关于项目资金的管理要求有变化，按最新文件规定执行。

（七）项目资金使用流程见图 4.5。

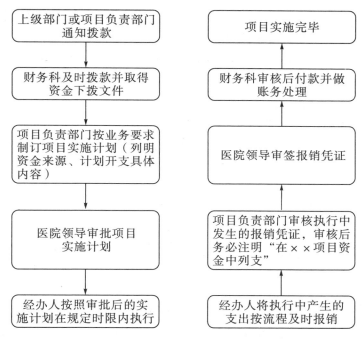

图 4.5 项目资金使用流程

二十七、固定资产管理及核算制度

为加强医院固定资产管理，保证固定资产的完整性，提高固定资产利用效率，根据《医院财务制度》，结合医院实际情况，特制定固定资产管理及核算制度。

（一）固定资产管理的主要任务。

1. 认真贯彻执行固定资产政策规定，建立健全固定资产保管、使用、核算岗位责任制。

2. 准确及时地反映医院固定资产增减、变动、保管、使用等情况，向医院领导提供决策信息资料。

3. 正确计算固定资产折旧，准确反映固定资产在医院医疗活动过程中的价值转移状况。

4. 编制固定资产投资计划，进行固定资产投资可行性研究分析，保证固定资产投资的效益实现。

5. 正确考核、分析固定资产的利用情况，提高固定资产完好率和利用率，发挥固定资产的使用价值。

6. 定期对固定资产进行清理、盘点、检验，防止固定资产毁损、流失，保证固定资产安全、完整。

（二）固定资产的确认标准。

医院固定资产指使用年限在一年以上，单位价值在规定标准以上，并在使用过程中基本保持原有实物形态的资产。其中，一般设备单位价值在 1000 元以上，专业设备单位价值在 1500 元以上。

（三）固定资产的分类。

根据医院固定资产的所属关系，结合经济作用和使用情况，将固定资产分为五大类。

1. 房屋及建筑物：凡产权属医院的一切房屋、建筑物以及与房屋不可分割的各种附属设施。

2. 专业设备：各类医疗仪器设备，如核磁共振仪、CT 设备、直线加速器、X 光机等。

3. 通用设备：医院持有的通用性设备，如打印机、计算机、复印机、交通工具等。

4. 图书：各种专业图书和重要专业杂志。

5. 家具、用具、装具：医院持有的各种办公家具、用具、装具等。

（四）固定资产计价。

医院固定资产计价应根据取得固定资产的渠道按照以下原则确定：

1. 购入固定资产的计价，按购入价格加上支付的运输费、保险费、包装费、安装成本和缴纳的税金确定。国外进口设备的原价，还应包括按规定支付的进口税金等。

2. 新建房屋建筑物的计价，按交付使用前发生的实际支出计价。

3. 在原有基础上进行翻建、扩建、改建的固定资产的计价，按其原来的固定资产价值加上翻建、扩建过程中所发生的全部费用支出，减去由翻建、扩建、改建而产生的变价收入和拆除部分的价值，作为原始价值。

4. 自制的固定资产的计价，按制造过程中发生的实际成本计价。

5. 接受捐赠固定资产的计价，按照发票所列金额加上医院负担的运输费、保险费、安装调试费等确定，附单据的按同类设备的市场价加上医院负担的费用计价。

6. 无偿调拨的固定资产，按原单位账面原值记价。

7. 融资租入的固定资产，按租赁协议或合同确定的价款加运输费、保险费、安装调试费等确定。

8. 盘盈的固定资产，按重置完全价值计价。

9. 对借款购建的固定资产，安装完毕使用前发生的借款利息应计入固定资产原值。

（五）固定资产折旧。

1. 医院应当对除图书外的所有固定资产采用平均年限法或工作量法提取折旧，用于反映在用固定资产的净值。折旧的提取年限严格执行《医院财务制度》的规定。

2. 按照固定资产取得渠道和使用情况，除下列固定资产外，其他应按规定使用年限计提折旧。

（1）房屋、建筑物以外未使用、不需用的固定资产。

（2）以经营租赁方式租入的固定资产。

（3）已提足折旧仍继续使用的固定资产。

（4）提前报废的固定资产。

3. 当月增加的固定资产，当月计提折旧；当月减少的固定资产，当月停止计提折旧。

4. 折旧方法一经确定，不得随意更改。确需采用其他折旧方法，应按规定报经审批，并在会计报表附注中予以说明。

（六）固定资产修理。

1. 医院固定资产修理分为大修理和经常性修理两类。固定资产大修理是指固定资产局部更新，其特点是修理范围大、项目多、时间间隔长、修理费用数额较大。经常性修理是指固定资产局部检修、个别零件更换、排除故障和清洗等，修理费用数额较小。

2. 固定资产修理产生的费用开支直接计入当期成本费用。

3. 医疗仪器设备的大修理费用，原则上不应超出该设备的购建成本，否则应考虑重新购置。

（七）固定资产清查。

1. 固定资产清查一般应在每年 12 月进行。通过固定资产清查，核对固定资产账面数与实存数是否相符，查明账实不符的原因。

2. 固定资产清查应由固定资产管理部门会同财务部、审计科和使用部门，深入现场逐项清查，做好盘点的原始记录，对于盘盈、盘亏、毁损、报废，由固定资产管理部门和财务部、审计科共同提出处理意见，报医院领导审批后，按规定处理。

3. 固定资产清查过程中出现的盘盈、盘亏、毁损、报废，按下列规定处理：

（1）盘盈的固定资产，按同类固定资产的重置完全价值，减去估计累计折旧后的净值计入其他收入。

（2）盘亏、毁损、报废的固定资产，按其原值，减去已提的累计折旧、过失人赔偿、保险公司赔偿和残值后的净值，计入其他支出。

（八）固定资产归口管理。

1. 医院固定资产实行归口管理，由固定资产管理部门、设备管理部门、固定资产使用部门和财务部共同对固定资产实施管理，并建立健全三账一卡制度，即财务部负责总账和一级明细分类账，固定资产管理部门负责二级明细分类账，固定资产使用部门负责建卡（台账）。

2. 固定资产管理部门的职责：负责固定资产的申购、领用、退库、调配工作，审核相关审批手续是否完备；负责固定资产验收；负责监督、检查固定资产的使用、维修、保养、保管工作；负责固定资产的鉴定、报批、清理、报废审查工作；对租入固定资产建立登记簿，视同自有资产进行管理；负责设备技术档案收集、整理及保管工作；按照《政府会计制度》要求，负责固定资产三级明细账核算工作；负责待处理和不需用固定资产的事宜；对闲置未使用和未充分利用的设备，提出处理建议并及时向医院领导反馈，以提高设备利用率。

3. 固定资产使用部门的职责：

（1）合理使用固定资产，建立健全使用、保管的岗位责任制，充分发挥其效能。

（2）负责固定资产的日常维护保养工作。

（3）根据科室业务发展需要，提出本科室固定资产购置计划，办理相关审批手续。

（4）编制固定资产经常性维修计划，参与拟定固定资产大修计划。

（5）建立固定资产卡片（台账），定期与固定资产管理部门核对固定资产，保证账、卡（台账）、物相符。

（6）使用部门不得随意转移固定资产，转移调拨固定资产需办理相关审批手续，凭固定资产管理部门发放的调拨单办理转移或调拨。

4. 设备管理部门的职责：

（1）保障设备利用效益，提出设备更新改造意见。

（2）编制固定资产大修理计划和保修方案，并负责实施；负责对设备进行局部修复或更换部分零配件，排除故障、缺陷，恢复设备精度、性能和效能。

（3）负责审查万元以上设备申请及论证报告，编制设备可行性研究报告，提交设备管理委员会论证。

（4）负责对报废设备进行技术鉴定，提交设备管理委员会审批，防止随意处置和报废设备的行为发生。

（5）负责设备安全计量工作。

5. 财务部的职责：

（1）组织固定资产财务核算工作，负责建立固定资产总账和二级明细账，月底与固定资产三级明细账核对相符。

（2）监督和指导设备管理部门按财务制度要求对固定资产作价核算。

（3）督促有关部门定期进行固定资产清查工作，确保医院资产安全、完整。

（九）固定资产相关审批制度。

1. 申购：万元及以下设备根据工作需要可向设备管理部门提出申请，经设备管理部门审核，报主管院领导批准后即可执行；万元以上设备由使用部门提出申请，运营管理部论证，交设备管理部门进行相关技术鉴定和可行性分析，提交设备管理委员会论证，经医院领导批准，经采购部门履行相关手续并签订购买合同后方可执行。

2. 报废：经设备管理部门进行技术鉴定属于报废范围的，方可提出报废申请。报废申请送固定资产管理部门汇总后，报经医院领导审批后方可执行。

3．变卖：由设备管理部门提出变卖申请，详细说明拟变卖设备的现状、使用情况、变价金额及其他相关事项，报经医院领导批准后执行。

4．科室丢失或人为损坏设备器械，由科室和相关人员赔偿。使用年限在两年以内的按设备原值 90％赔偿，使用年限在两年以上按折余金额赔偿，已提足折旧的按残值计算赔偿。

二十八、药品、材料管理及核算制度

药品、材料是开展医疗活动的重要物资保障，也是医院的主要收入来源，必须加强管理和核算。

（一）药品、材料必须实行金额管理、数量统计、实耗实销的管理办法，遵循"定额管理、合理使用、加速周转、保证供应"的原则。

（二）药品、材料采购必须根据医疗活动需要，以治病为本，实行计划采购、计划供应、定量定额的办法，谨防伪劣药品、材料和防止盲目购进，造成积压和浪费。

（三）药品、材料的购回和领用必须建立出入库手续，交药品、材料会计审核无误后，方可入账。

（四）如因医院资金周转问题暂不能支付或因其他原因不能支付应付款项，药品、材料购回时仍按入库手续办理，由会计人员制单进入往来账处理。

（五）医院设置"存货"一级科目和"药品、材料"二级科目，按进价入库。财务部设药品会计、物品会计，对药品、材料的增减情况进行核算和监督。

（六）药品、材料应按规定每季度进行盘点，对盘盈、盘亏的药品、材料要查明原因，按规定进行账务处理。对玩忽职守、违反管理制度造成经济损失的，要追究有关人员责任。

二十九、无形资产管理制度

为加强医院无形资产的管理，维护国有资产的完整，根据《医院财务制度》对医院无形资产管理的相关规定，结合医院实际情况，特制定无形资产管理制度。

（一）医院土地使用权、购入的不构成相关硬件不可缺少组成部分的应用软件及其他财产权利，如财务软件、医院信息化管理系统等，均按无形资产进行管理。

（二）与无形资产有关的后续支出处理：

1. 为增加无形资产的使用效能而发生的后续支出，如对软件进行升级或扩展其功能等所发生的支出，应当计入无形资产账面价值。

2. 为维护无形资产的正常使用而发生的后续支出，如对软件进行漏洞修补、版本升级等所发生的支出，应当计入当期费用。

（三）医院无形资产应当自取得当月起，在预计使用年限内采用年限平均法分期平均摊销。如果预计使用年限超过了相关合同规定的受益年限或法律规定的有效年限，该无形资产的摊销年限按照以下原则确定：

1. 合同规定了受益年限但法律没有规定有效年限的，摊销期不应超过合同规定的受益年限。

2. 合同没有规定受益年限但法律规定了有效年限的，摊销期不应超过法律规定的有效年限。

3. 合同规定了受益年限，法律也规定有效年限的，摊销期不应超过受益年限和有效年限两者之中的较短者。

4. 如果合同没有规定受益年限，法律也没有规定有效年限的，摊销期不应超过 10 年。

三十、负债管理制度

为规范医院负债管理，规避财务风险，特制定负债管理制度。

医院负债是指医院所承担的能以货币计量、需要以资产或者劳务偿还的债务，包括流动负债和长期负债。流动负债是指偿还期在 1 年以内的短期借款、应付账款、预收医疗款、预提费用和应付社会保障费等。长期负债是指偿还期在 1 年以上的长期借款、长期应付款等。医院应充分考虑资产构成、还款能力等因素，严格控制借债规模，应建立借债集体决策机制，借入流动负债须经医院内部集体决策。

医院原则上不得借入非流动负债，确需借入或融资租赁的，须经卫生主管部门审核后报同级财政部门审批。

（一）预收医疗款管理。

1. 医院必须建立病人预交款管理制度，预交款额应根据病人病情和治疗需要合理确定。

2. 完善内部管理和财务会计内部控制。应按照急诊病人、住院病人的分类对预收医疗款项进行管理。

（二）应付账款管理。

1. 财务部应及时合理地清理和支付应付账款，建立健全供应商的信用记录，逐步完善市场资信。

2. 医院购买药品、设备、卫材及其他物资时，应尽量选取货到付款方式，以缓解医院资金付款压力，同时降低资金风险。对固定资产及工程支出应预留足够质量保证金。

3. 应付账款的入账时间，应以所购买物资的所有权转移或接受劳务已发生为标志：

（1）物资和发票账单同时到达的情况下，一般应在物资验收入库后按发票账单登记入账。

（2）在物资和账单不能同时到达的情况下，货物已到而发票账单未到时可采用暂估入账方式，等下月初用红字冲回的办法。

4. 应付账款按应付金额入账。

5. 财务部负责应付账款管理，并定期组织采购部门与供应商对账。

6. 因债权人的特殊原因确实无法偿还的负债，按规定计入其他收入。负债转为其他收入应具备以下条件：

（1）因债权人的特殊原因。

（2）债权人确实无法偿还。

（3）具备相关证明材料。

（三）医院应对不同性质的负债分别管理，及时清理并按照规定办理结算，保证各项负债在规定期限内归还。因债权人的特殊原因确实无法偿还的负债，经上级主管部门批准可计入其他收入。

三十一、财产清查制度

为保护国家财产的安全性与完整性，保证会计资料的真实性，挖掘医院财产物资潜力，促进医院改善经营管理，特制定财产清查制度。

（一）财产清查内容。

1. 固定资产包括房屋建筑物、贵重仪器设备、一般专用设备、家具、被服装具、其他设备及图书。

2. 药品包括药库药品和药房药品。

3. 卫生材料包括药械库保管的卫生材料和供应室的一次性用品。

4．其他材料（总务科物资库房）包括办公用品、医疗印刷品、低值易耗品、劳保用品、布匹、成品布类、印刷品、五金电器、维修材料。

5．货币资金包括现金和银行存款。

（二）财产清查时间。

1．固定资产每年清查一次。

2．药品、卫生材料、其他材料每季度清查一次。

3．现金和银行存款不定期进行经常性清查。

（三）财产清查办法及管理规定。

1．为掌握各项财产的真实情况，必须定期或不定期对各项财产物资进行实物盘点，对银行存款和往来账项进行逐户核对，做到账账、账物相符。

2．根据医院具体情况，日常清查根据需要随时进行，定期清查每季度一次。为管好医院财产，要求有关科室主动配合物资管理部门进行清理盘存工作。

3．除固定资产外的其他物资清查，主要依靠各部门有组织、有计划地进行。每年编制决算报表前要进行一次全面清查。药剂科每季度对药库和药房必须进行一次全面清查，并按规定编制盘盈盘亏报表报财务部。

4．查明固定资产有无丢失、毁坏和未列账现象，保证固定资产账实相符；查明固定资产有无使用不当或长期闲置等情况，以便挖掘固定资产潜力，提高经济效益；查明固定资产变动是否符合有关制度，有无擅自拆除、调出、变卖等行为，以维护财经纪律。

5．财产清查发现有未列账或丢失、毁坏的固定资产，应编制固定资产盘盈盘亏报表，以国家有关政策、法令、制度为准绳，严格执行审批程序。必须上报院长审批，交财务部进行账务处理。

6. 加强对往来账项的清查、核对和各项欠款的催收，以便及时收回欠款，加速资金周转。

三十二、财产物资安全制度

为加强医院财产物资安全管理，根据《中华人民共和国会计法》和《事业单位会计准则》，特制定财产物资安全制度。

（一）一切财产、材料入库时，保管人员必须严格控制把关，对所购材料数量、质量进行认真检查、清点、核对，严禁低、劣、伪、次物资入库。

（二）非保管人员不得进入库房，检查人员需经保管人员同意方可进入。库房内严禁存放个人物品和易燃、易爆、易腐的危险品。

（三）严禁在库房内吸烟、闲谈，严禁泄露贵重物品材料的相关信息及存放地点。

（四）各库房应有防火、防盗、防腐的相应设备和措施。

（五）如有特殊情况或物资接近失效期，保管人员应及时向有关部门报告，及时采取措施。

（六）物资财产发生意外、失盗，应保护好现场，立即报告有关领导，同时报告保卫部门进行勘查处理，必要时报公安机关处理。

三十三、仪器设备、物资报废及赔偿制度

为加强医院仪器设备、物资报废及赔偿管理，根据《中华人民共和国会计法》《政府会计制度》《事业单位会计准则》要求，特制定仪器设备、物资报废及赔偿制度。

（一）医院的固定资产、各种仪器设备报废，必须由使用科

室写出书面申请，经医院设备报废鉴定小组讨论分析后报维修咨询组论证，再经医学装备管理委员会论证，报院长办公会审批通过后，再上报卫生健康局、国资委审批通过后，方办理报废。

（二）科室的一切固定资产应指定专人负责保管使用，如专职人员因保管不当、使用中违反操作规程，造成设备损坏、丢失，应根据情节轻重、酌情赔偿，并给予相应行政处分。

（三）医疗器械、工具、家具、低值易耗品等损坏、丢失，责任人按 30％～50％ 赔偿。

（四）维修专用工具报废时应以旧换新，如不交旧，按原价50％赔偿。

（五）工作人员的工作服、劳保用品，按规定年限调换。如丢失，应由本人写明原因，由科主任批示，按原价 20％～50％ 赔偿后，方可补发。

（六）经管现金人员必须按财务现金管理制度办理，做到当日清点，送交规定地方。人为因素造成丢失或账款不符，责任人应如数赔偿。

三十四、基建财务管理制度

为规范基建财务行为，加强基建财务管理，提高财政资金使用效益，保障财政资金安全，特制定基建财务管理制度。

（一）认真贯彻执行国家在财经方面的政策、法律法规、财务制度。

（二）严格监督基建资金使用情况，做好日常的会计核算、记账、报账工作。

（三）严格履行会计手续，基建资金必须按程序审批后方能使用。对违反财经制度、不真实和不符合基建开支范围与标准的票据一律拒绝报账。

（四）规范工程款的支付程序。各项工程开工前需将所签订的合同、协议交财务部存档。无合同、无协议的项目，财务部一律不得支付工程款项。

（五）工程款项审批程序。

1. 由施工单位提供工程形象进度。

2. 根据工程形象进度，先由施工单位提出付款申请，再由监理公司审核和医院基建相关人员审查签字。

3. 报基建主管领导审批签字。

4. 院长签字。

5. 财务人员根据上述审批审核无误后，办理工程款项支付手续。

三十五、成本核算管理制度

医院开展成本核算是适应市场经济的客观要求。成本核算是医院提高科学管理效益的有力手段。医院对精细化运营管理要求越来越高。成本核算与医院的经济发展有着密切联系，成本核算可以进一步发挥财务部门管理作用，提高医院经济效益。医院为增强竞争力，提高效率和谋求发展，在医疗价格统一限定的情况下，降低成本显得尤为重要，医院成本高已成为医院发展的瓶颈。降低运行成本，能使医院保持自我发展的良性循环态势，因此必须实行成本核算。医院要持续发展，减轻病人负担，必须以成本控制为主，通过不断降低成本，创造成本优势而获取竞争优势。明确成本核算目的，增强全院职工经济意识，减少浪费，控制成本，实现医院经济核算和经济管理工作高效、统一。对医院成本进行核算，严格控制费用支出，确定成本目标。医院必须转变经营模式，完善经营机制，通过成本核算，处理好社会效益、技术效益和经济效益三者的关系。

（一）医院成本核算基本框架。

医院财务制度阐述的财务管理原则、任务和要求，对于搞好医院成本核算工作具有重要的指导意义。以医院财务制度规范医院收入及成本核算框架，以核算单元进行成本核算，凡经济上或专业上相对独立的科室与班组，均可成为独立的成本核算单元。

1. 医院收入。

医院收入主要是在国家政策规定范围内的收入项目和医院积极组织的合理收入。医院收入包括医疗业务收入、其他收入等开展医院业务及其他活动中依法取得的非偿还性资金。

在收入核算方面，根据成本核算的需要和医院的实际情况，医院科室分为两大类：一类是直接为病人提供服务的科室，称为直接科室；另一类是间接为病人提供服务的科室，称为间接科室。

对于医疗收入部分，根据各科室工作范围和开展业务活动创收的金额按科室分别计算。这样有利于提高社会效益、技术效益、经济效益，加强医疗质量控制，提高医院管理效能。

2. 医院成本。

医院实行的成本核算，包括医疗成本核算和药品成本核算。成本费用分为直接费用和间接费用。直接费用可以直接计入医疗支出，间接费用按医疗和药品部门的人员比例进行分摊。

直接成本直接归集到核算单元，间接成本按不同的分摊原则分摊归集到核算单元。直接成本和间接成本的总和构成核算单元总成本。

医院成本是指医院在为病人提供医疗服务过程中所产生的各种耗费，包括医疗业务成本支出和管理费用、其他支出等开展业务及其他活动中产生的资金耗费和损失。

（1）医院成本按照成本计入方式可分为直接成本和间接成本。

直接成本指用于医疗服务、可以直接计入支出的成本。它包括：①卫生用品、低值易耗品、水电费、业务印刷费等；②办公用品、清洁用品等；③药品费、卫生材料费等；④临时工的费用；⑤折旧；⑥人员经费，包括工资、津补贴、绩效等。

成本费用以直接费用为主。为提高工作效率、提升医疗服务质量，加强对卫生资源的核算，着重进行成本控制，既要考虑社会效益，又要考虑经济效益，要精打细算，量入为出，避免消耗材料浪费。成本控制要严格按照国家和行业财务制度的开支范围和标准执行。水、电、暖、气、燃料等业务费计入成本。医疗设备成本核算，包括折旧、维修费、材料消耗、水电费、人员消耗费等。

间接成本指不能直接计入、需要分摊的成本，包括医院行政管理部门和总务部门发生的各项支出。间接成本需科学合理地进行成本分摊。间接费用（管理费用）可分为行政管理部分和总务部门部分。行政管理部分的核算：行政管理部门一方面要考核工作质量和效率，另一方面要严格控制管理费用支出，树立管理成本意识，设立管理费用考核指标，降低管理成本，提高经济管理水平。总务部门的核算包含锅炉房、水电组等。

（2）医院成本按照与某一种成本对象的变化关系可分为固定成本、变动成本和混合成本。

固定成本指在一定时期、一定业务范围内，成本总额保持相对稳定，不因服务量变化而变化的成本。变动成本指成本总额与服务量成正比的成本。混合成本指成本随服务量的变化而变化，但不保持一定比例关系的成本。

对成本核算的效果进行评价分析，根据科室的支出及成本费用管理指标进行比较分析，找出其可行的方面和需进一步完善的方面，提出改进意见，提高综合管理水平。随着市场经济的发展，医院必须增强全面成本核算管理，积极开展多方面的医疗服务项目，不断满足社会需要，严格控制各项费用支出，充分利用卫生资源，将成本管理提到一个新的高度，向管理要质量、向管理要效益，使医院逐步适应市场经济发展的要求。

对医疗服务过程中的人力、物力和财力进行控制，合理配置有限的卫生资源，为医院经营管理提供决策信息。

（二）医院成本核算原则。

在医院经营中实行全面成本管理，主要是对医院医疗活动过程中的成本费用进行预测、计划、核算、控制、分析和考核，是医院经营目标的根本保障。因此，建立全面成本管理制度必须遵循以下基本原则：

1. 确定成本核算对象，坚持"主细次简"原则。

2. 控制成本开支范围，坚持实事求是原则。

3. 归集费用，坚持"权责发生制"原则。

4. 费用分配，坚持谁受益谁分配原则。

5. 对所有者资产保全原则。

6. 会计核算稳健原则。

7. 会计核算配比原则

8. 经营风险管控原则。

（三）医院成本核算目标。

医院实行成本核算，其目标是通过对医院和医疗服务成本进行核算与管理，更新医院经济管理观念，提高医院全体职工的成本意识，减少浪费，从而提高医院社会效益和经济效益，增强医院竞争力。

1. 加强对医院资产的分级管理，防止国有资产流失。

2. 促进医院优质、高效、低耗发展，增强医院的竞争力；降低成本开支，积累医院发展资金；降低服务成本，减轻病人负担。

3. 准确及时地计算医院的成本费用和消耗，客观反映不同病人的医疗需求。

4. 改善经济管理方法和手段，促进管理科学化、现代化。

5. 合理分配卫生资源，优化卫生资源配置，提高卫生资源利用效率，取得最大社会效益和经济效益。

6. 搞好成本决策分析，推动医院整体良性运转；为医院的经营决策和奖酬分配提供信息，完善分配机制。

在对医院实行成本核算院、科两级管理的过程中，医院对各种物资加强了管理，加强审核力度，规范支出管理，降低成本费用，提供经营决策依据，这对医院的管理和发展有着重要影响。明确医院运营情况，注重投资效益，使医院各级各类人员能主动提高工作效率，减少浪费，降低成本。直接费用和间接费用保持合理比例，使医院支出科学化、合理化，减少资源浪费。通过成本核算，进行经济效益分析，成本核算所产生的经济效益能有效降低医疗费用，促进医院优质、高效、低耗发展，医院经济效益与医疗费用挂钩，实行成本核算，促使核算单位降低医疗服务成本，减轻病人经济负担，取得良好的社会效益和经济效益。

三十六、医院成本定额管理办法

为进一步规范医院成本费用管理，加强医院成本费用控制，增强医院整体竞争力，根据《政府会计制度》和《医院财务制度》，结合实际情况，特制定医院成本定额管理办法。

（一）成本费用定额编制方法。

1. 成本费用定额是合理编制预算的主要依据之一，也是成本费用管理的重要依据。根据各种费用的性质，成本费用定额分为人员经费定额、卫生材料费用定额、固定资产折旧定额、其他费用定额等。

2. 成本费用定额的编制，应以年度预算为基础，本着实事求是、兼顾需要与节约的原则，对成本费用项目进行细化，并层层分解，形成预算分解机制。

3. 成本费用定额的编制要与医院运营实际和发展目标相一致。

4. 成本费用控制要与资金管理紧密结合，对日常发生频率较高、开支金额较大的支出项目，要加大管理控制力度。

（二）考核与奖惩。

1. 医院必须建立严格的考核制度，医院内部各科室（部门）要建立和完善各种台账、原始记录。

2. 医院运营管理部、财务部等相关部门负责对定额成本费用执行情况进行考核，对实际与定额存在差异的情况进行奖罚，纳入医院绩效考核。

3. 医院要加强定额管理，做到全员参与，以达到降低成本费用的目的。

（三）其他。

医院全面预算管理委员会和成本核算领导小组负责制定成本费用定额标准，对编报的预算及费用定额的可靠性和可行性进行审核；负责监督预算和费用定额的执行，并提出分析报告。

三十七、会计档案管理制度

为加强会计档案管理，确保会计档案管理的安全、完整、及时，根据《中华人民共和国会计法》《中华人民共和国档案法》《会计档案管理办法》及医院规定制定会计档案管理制度。

（一）归档制度。

1. 会计人员要严格按照财政部、国家档案局颁发的会计档案管理有关规定，对本单位的各种会计凭证、会计账簿、财务计划、单位预算、经济合同等会计资料，严格执行安全保密制度，不得任意堆放，严防毁坏、散失和泄密，需定期收集、审查核对、整理成卷、编制目录、装订成册，送档案室由专人妥善保管，做到存放有序、查找方便。

2. 调阅会计档案，要履行相关手续。本单位人员调阅会计档案需经会计主管人员同意，外单位人员调阅会计档案要有正式介绍信，经会计主管人员或医院领导批准同意，详细登记调阅档案的名称、调阅日期、调阅人员的姓名和工作单位、调阅理由、归还日期等。

3. 各种会计档案保管期限要严格执行会计档案管理办法规定。

4. 会计档案保管到期，需销毁时，由档案管理人员提出销毁清册，经财务负责人审核，报医院领导批准，送主管部门审批同意后方可销毁。销毁时应由院部指定专人和财务部、审计科派人负责监销，在销毁清单上签名盖章，并将销毁情况报医院领导和财务部负责人，会计档案销毁清册长期保存。

（二）保管制度。

1. 有档案室、档案柜（架）存放会计档案并由专人保管。

2. 档案室档案要加锁，做到五无（无火患、无虫蛀、无霉烂、无鼠咬、无失窃）、五防（防盗、防火、防潮、防尘、防有害生物）和防止失泄密。

3. 做到经常检查和定期（每季度）检查相结合，发现问题立即采取措施，维护档案完整性和安全性。

4. 档案收进和移出要有登记，做到账物相符。

5. 保管到期的档案，要造具会计档案销毁清册，并写好销毁报告，经有关部门和领导批准后，才能处理。

（三）借阅查阅制度。

1. 凡查阅会计档案、资料，均应登记，未经批准不得带出查阅室。

2. 外单位查阅会计档案，必须持有相关单位介绍信，经财会部门负责人同意方能查阅，如确因工作需要接触使用，需经本单位分管院领导审查批准，具备借阅、登记手续方能借出，并限制期限归还，否则按有关规定追究其责任。

3. 借阅查阅的档案材料未经批准，不得自行摘抄其内容。

4. 应爱护借阅查阅的档案资料，不得拆开、加批、涂改等。

5. 查阅者应严格遵守有关保密规章制度，摘抄的文件材料和查阅过的文件材料内容不得泄密。

三十八、会计人员离任交接制度

做好会计人员离任交接管理，是医院财务工作持续有效开展的重要保证，为此特制定会计人员离任交接制度。

（一）会计人员在办理工作移交前应做到的事项：

1. 已发生的经济业务尚未填制会计凭证的应填制完毕。

2. 尚未登记的账目应登记完，并在最后一笔金额后加盖印章。

3. 整理应交的各项资料，对未了事项应写出书面材料。

4. 编制移交清册，列明应移交的内容，如会计凭证、账表、印章、现金、支票、文件、资料、有关会计方面的制度、计划、预算等。

（二）必须有监交人员，根据《中华人民共和国会计法》第四十一条规定，一般会计人员办理交接手续，由会计机构负责人监交。会计机构负责人办理交接手续，由单位负责人监交，必要时主管单位可以派人会同监交。

（三）移交人员要按照移交清册逐项移交，接交人员要逐项核对，点收现金和有价证券，要根据账簿金额进行点交。

（四）移交人员移交时，还应将自己经办的主要工作向接替人员详细介绍，对需移交的遗留问题，应写出书面材料。

（五）移交完毕后，交接双方和监交人要在移交清册上签名或盖章。移交清册一式三份，移交双方各一份，一份存档。

三十九、欠费管理制度

为严格执行医疗服务收费政策和财务管理制度，本着"应收不漏"的原则，为合法收入把好关，减少欠费损失，控制医疗欠费增长，促进医院良性发展，特制定欠费管理制度。

（一）全院医务人员都要强化欠费控制意识，树立及时、积极追讨欠费的观念，让自己的劳动、医院的成本正常回报。

（二）建立入院登记、收取预交款和担保制度。住院收费处认真做好病人基本情况登记，便于入院后费用催交和清收，除危急重症、特殊病人外，均实行预交款制度。职工因故担保医疗费用和单位介绍暂欠医疗费用的，必须履行完整的担保手续，职工担保金额最高不超过 1000 元。

（三）住院期间预收费采用预警制度（当住院费用接近预交款底线时，住院科室计费人员或费用管理人员即到床旁通知病人或家属交款），病区护士根据病人欠费情况及时发送催费通知，通知病人筹备费用。

（四）抢救病人结束后，主管医生及科主任、护士长应及时与病人家属或其单位联系，做好医疗费用的催收工作。

（五）抢救病人产生的欠费，各科室应在两天内报告医务部，由医务部牵头，组织大科主任及收治科室主任根据病人经济状况，结合病情制订相应治疗方案。经大科主任签署意见后报告医务部，医务部于 1 个工作日内上报分管副院长。

（六）因经济困难导致欠费的，主管医生及科主任、护士长要注意收集病人身份证信息及医保信息等，便于催交和收取。

（七）欠费处理。

1. 抢救病人欠费 2000 元以内，经医务部调查后报分管副院长审批处理；2000 元以上，经医务部调查后报分管副院长，再报院长审批处理。

2. 抢救病人结束后因经济困难所致欠费，由医务部及审计科审核，提交处理意见报分管副院长审批，再报院长审批同意。

3. 必要时可采取法律手段催缴欠费。

4. 非抢救病人发生欠费并未按欠费管理流程处理，发生的欠费全额计入科室支出。

因抢救病人发生的欠费，经医务部、分管副院长、院长审签后不扣科室奖金。转科病人发生欠费按所在科室分段核算欠费，需出院科室提供相关数据统计。

四十、重大经济事项集体决策及责任追究制度

为规范和监督医院经济活动决策行为，提高决策的民主性、科学性，医院重大经济事项决策实行集体讨论制、领导责任制和责任追究制。

（一）医院重大经济事项范畴。

医院重大经济事项包含：①涉及医院发展、建设的重大经济事项；②规模较大的投资项目，资金调度、资金借贷、财务预算及其他重大财务资金的安排使用等重大的财、物问题；③医院的重大经济事项数额标准为单项金额达到 20 万元及以上。

（二）凡属于重大经济事项集体决策范畴的，必须按照集体领导、民主集中、个别酝酿、会议决定的原则，先由院长办公会讨论通过，再由党委集体讨论做出决定，并按照分工抓好组织实施。

（三）医院重大经济事项的集体决策过程中，必须有半数以

上党委委员到会方能召开讨论会。表决事项时，以超过应到会人数的半数同意为通过。表决时，一般以举手或无记名投票方式对讨论事项逐项进行表决，未到会党委委员的意见不得计入票数。

（四）重大经济事项集体决策时，如果出现重大事项分歧较大，持赞成和反对意见的人数相近时，一般应暂缓决策，待进一步调研论证后，再进行讨论。按照末位表态制的要求，党委书记应在充分听取党委委员及其他列席人员意见后再表态。

（五）酝酿提交重大经济事项的科室、职能部门主要负责人可列席会议发表意见，但不参加表决。

（六）凡属重大经济事项，应按规定程序决策，除遇重大突发事件或紧急情况外，必须经院党委会集体决策，不得以碰头会或个别征求意见等方式代替集体决策。

（七）重大经济事项决策前，由相关部门或分管副院长提出决策事项，提议人在提议前要通过多种方式对有关议题进行充分酝酿。

（八）重大经济事项按规定应当公开的，要按照党务、院务公开的要求，通过医院内网、外网、公开栏、院务会、职代会等各种方式予以公示，自觉接受党员、干部职工和群众的监督。

（九）重大经济事项责任追究，执行管理问责制。与会人员必须严格执行回避制度，凡重大经济事项涉及与会人员本人及其亲属利害关系的，或其他可能影响公正决策的情形，本人应主动申请回避。与会人员、会议记录人员必须严格遵守集体决策纪律和保密规定，切实做好保密工作，不得泄密。对违反决策程序造成重大失误或决策执行不力造成严重后果的，按有关规定追究责任。

四十一、经济活动决策机制和程序

为规范医院财务管理，进一步完善医院经济活动的决策机制和科学管理，根据医院实际，经研究决定，特制定经济活动决策机制和程序。

（一）经济活动决策机制和程序制定原则。

1. 遵循法律法规原则：按法律法规及单位规章制度、程序办事。

2. 遵循民主集中制原则：领导会议集体决定或其他民主决策。

3. 遵循社会效益优先原则：医院的职责是救死扶伤，不以获取经济效益为主要目的，应体现社会效益优先。

4. 遵循成本效益原则：医院具有公益性质，为解决群众"看病贵"问题，医院要加强成本核算，以低廉的价格提供比较优质的医疗服务，减轻病人负担。

5. 遵循廉洁、高效原则：文明行医、廉洁行医是构建良好医患关系的根本保障。医务人员不但要有高超的医疗技术，还应具备良好的医德医风。

（二）经济活动决策机构。

为切实做好医院经济活动决策和程序管理，成立医院经济活动决策领导小组，负责全院经济活动的科学决策和规范管理。该领导小组的组长为院长，成员分别为副院长、总会计师、财务部主任、审计科主任、主责办主任等。

（三）经济活动决策范围。

经济活动决策范围包括医院基本建设投资、对外投资、大型设备购买、大额物资采购、其他非计划性资金使用 20 万元以上的经济事项等。

（四）经济活动决策程序。

1. 一般经济活动决策程序。

（1）医院购买医疗设备、民用设备、物资、服务，由科室申请，设备科、总务科主任、分管副院长审核。预算价＜4000元的，由分管副院长审批，按相关规定采购；4000元≤预算价＜10000元的，由院长审批后，按相关规定采购；10000元≤预算价＜200000元的，由分管副院长审核后报院长办公会审批，审批同意后按相关规定采购。

（2）医疗设备维修由使用科室提出申请，设备科主任审核，设备科维修人与使用科室负责人或设备使用人员现场论证。预算价＜4000元的，由分管副院长审批后进行维修；4000元≤预算价＜10000元的，由院长审批后进行维修；10000元≤预算价＜200000元的，由分管副院长审核后报院长办公会审批，审批同意后按相关规定进行维修。

（3）医疗新增医用耗材，由使用科室提出申请，交设备科主任审核，由分管副院长或设备科主任组织医用耗材采购咨询组进行论证，并将论证意见提交医院经济活动决策领导小组讨论同意后，提交院长办公会通过，由医院物品采购管理组进行集体议价采购。

（4）医院零星维修改造项目，由需改造科室提出书面申请，分管副院长或总务科负责人组织相关人员现场查看、调研，提出维修改造方案讨论工程预算。预算价＜4000元的，由分管副院长审批后安排维修改造；4000元≤预算价＜10000元的，由院长审批后安排维修改造；10000元≤预算价＜200000元的，由分管副院长审核后报院长办公会审批，审批同意后按相关规定进行维修。

2. 重大经济事项实行集体审批制度。

（1）医院购买医疗设备、民用设备的，由使用科室提出书面申请，单价在 20 万元及以上的医学装备计划，由运营管理部做可行性论证，论证内容应当包括配置必要性、社会效益和经济效益、人员及资质情况、所需空间等，并提交医学装备管理委员会进行充分讨论，将讨论意见提交医院经济活动决策领导小组讨论决定，经院长办公会及党委会讨论通过后，按相关法律法规、制度和程序进行招标采购。

（2）对外投资、基建以及预算价在 20 万元及以上的维修改造项目，由承办科室或使用科室提出书面申请，由分管副院长组织相关人员进行充分论证，将论证意见提交医院经济活动决策领导小组讨论决定，并提交院长办公会及党委会讨论决议。完工基建、维修项目均需上报审计科，由审计科会同相关科室对基建、维修的项目及数量进行督查，经核实无误后，再按相关规定送审计部门或具有相应资质的社会中介机构进行审计。

（3）其他非计划资金使用 20 万元及以上的经济事项，由医院经济活动决策领导小组讨论决定，并提交院长办公会及党委会决议。

（五）建立相应监督机制。

医院经济活动决策接受医院职工代表大会、医院主责办、财务部、审计科及上级主管部门和政府职能部门的监督，确保医院经济活动决策机制有效运行。

（六）实行责任追究制。

重大经济事项实行领导负责制、责任追究制。对未按规定程序进行经济活动决策，造成一般经济损失的，按医院相关规定处理的同时，全额追究赔偿责任。发现情节恶劣的故意违规行为，全额追究赔偿责任，涉及违法犯罪的移交司法机关处理。

四十二、财务部轮岗制度

为进一步加强财务部岗位的监督管理，严格执行医院内部控制制度，防止通过职务便利谋取不正当利益，结合科室实际，特制定财务部轮岗制度。

（一）定期轮岗的岗位。

需要定期轮岗的岗位有门诊收费组长，急诊收费组长，住院收费组长，内勤出纳、外勤出纳，门诊、住院稽核会计，欠费会计，明细账会计，成本会计，总账会计。

（二）轮岗人员和轮岗期限。

财务人员均每三年一次轮岗，轮岗后对本岗位工作影响较大的，经科室讨论后可继续留任。

（三）轮岗要求。

1. 轮岗必须坚持量才适用、效能优先、择优上岗、个人服从组织的原则。

2. 轮岗人员必须具备新岗位所要求的条件，以利于培养个人业务能力、提高管理质量和工作效率。

3. 轮岗人员必须服从组织安排，执行轮岗决定，并在科室接受轮岗培训，在接到轮岗通知后一周内办理完交接手续，到新岗位工作。

4. 科室负责人对科内轮岗进行监督。

第二节　财务部精细化运营管理实务

四川大学华西医院同某县级医院开展医联体建设后，通过近三年半的持续努力，该县级医院财务部在 2018 年和 2019 年的国家三级公立医院绩效考核中所涉及的 4 项财务指标（人员支出占业务支出比重、万元收入能耗支出、收支结余、资产负债率）均获得了满分。该县级医院在财务部的管理方面做了很多创新性实践工作，下面整理部分内容跟大家分享。

一、提升门诊挂号缴费窗口环境质量，整洁规范显高效

之前门诊挂号缴费窗口桌面狭小，摆放凌乱，工作环境不佳，工作效率低。为改变这种情形，财务部按照 6S 管理办法，与其他相关部门一起为门诊挂号缴费窗口量身定制办公桌、办公椅、钱夹、发票筐、储物柜、品管圈文化墙等，清理室内闲置物资，妥善布局电线、网线、插头。

改善后的门诊缴费窗口宽敞明亮，办公环境整洁、安全，工作人员效率提高，给就诊病人提供了更优质服务。

二、提升门诊挂号缴费窗口服务能力，统筹整合显高效

门诊一楼原有挂号窗口 7 个（东区 4 个、西区 3 个）、缴费窗口 5 个。挂号高峰时段（7：30—9：00），挂号窗口排队人数多，缴费窗口排队人数相对较少。缴费高峰时段（9：00—10：00），缴费窗口排队人数多，挂号窗口排队人数少。为提高窗口效率，财务部同运营管理部、信息中心联手，增加并更换老旧 POS 机，将门诊窗口挂号和缴费功能进行整合，将门诊一楼原有的 12 个窗口缩减到 10 个窗口，可同时进行挂号、缴费工作。同时，拆除西区 3 个挂号窗口的亭子。

此举使得门诊挂号缴费窗口的功能更加全面，充分利用好了窗口的功能，同时，由于缩减了 2 个窗口，节省了门诊窗口人力 2 人，腾出了 5 平方米门诊大厅面积，让病人感觉大厅更加宽敞明亮。方案实施后，高峰时段（7：30—10：00）门诊病人挂号和缴费的平均等待时间从 16.29 分钟缩短到 9 分钟。

同时，财务部根据门诊窗口工作量的实际情况，实行弹性排班制，灵活处理并积极应对高峰时间段排长队现象，给病人提供周到而精心的服务。为解决周一上午 7：30—10：30 高峰时段的挂号排长队的问题，财务部灵活地在综合服务站处增开 1 个挂号窗口，调配 1 名财务人员在综合服务站为病人提供预约取号及挂号服务，使得多年来周一上午高峰时间段排长队的问题得以缓解。

三、加强医院综合运营管理系统建设，稳步推进财务管理

2018 年以来，医院领导多次组织财务部参观学习医院信息化建设。在财务信息化建设方面，该县级医院存在药品和材料实物余额、固定资产实物余额等与财务明细账上的余额经常对不上账的情况，主要是由会计、物流、固定资产、医院信息系统等各个板块分散，往往通过手工来进行操作造成的。2018 年下半年，在医院领导的力推下，财务部通过积极学习行业管理的先进经验，作为新系统的牵头部门，积极联系各部门和软件提供方，整合好会计、物流、固定资产、成本核算、医院信息系统等各个模块，使医院业务信息系统在一个管理平台上运行，各业务数据信息能够共享，避免形成信息孤岛，充分发挥整体综合优势，给财务一体化管理带来了很大帮助，实现了资金流、物流、业务流、信息流四流合一，完成了医院各系统的高度整合。

四、财务部牵头的内部控制工作，助力医院可持续发展

医院按照财政部发布的《行政事业单位内部控制规范（试行)》和《关于全面推进行政事业单位内部控制建设的指导意见》，

在 2019 年 8 月，由财务部分管副院长组织成立了内部控制领导小组和内部控制工作小组，并明确职责和分工：由财务部牵头，各业务科室全员参与。在医院领导的指挥下，全面梳理原有管理制度，在符合内部控制要求的前提下，建立适合本院发展的内控管理体系。在此过程中，财务部对各业务部门进行了内部控制专项业务培训，着重强调在内控过程中各部门容易出现的风险点，以及针对风险点的意见和建议；同时，制定了本单位的《财务管理内部控制制度》，为单位内控体系建设积极献言献策，提出了许多建设性意见和建议，在工作中发挥了良好作用。年终，财务部组织人员检查各部门是否严格执行内部控制制度，是否有不合规的情况，并在内控管理委员会中进行通报。通过相关制度的制定与落实，保障了单位业务高效运行，确保财务记录、财务报告信息和其他管理信息的及时、可靠、完整，避免了经济损失。

五、加强对会计人员的财务能力培训，提高工作能力

2018 年以后，财务部连续招聘新的财务人员，及时组织全科室开展学习培训，让新职工更快掌握《医院会计制度》。

自 2019 年 1 月 1 日实行《政府会计准则制度》以来，在新旧会计制度衔接过程中，为确保新制度在医院的有效贯彻实施，财务部高年资老师轮流给科室成员做《政府会计准则制度》培训讲课，确保科室成员在工作中能准确运用该制度，为做好财务管理工作奠定了良好基础。

2021 年以来，在医院领导的支持和鼓励下，财务部每周开展一次培训活动，财务部人员轮流讲解财务会计知识、新财会政策、新规章制度、工作方法技巧等，加强财务人员的理论基础，提高大家对学习内容的理解程度，也让大家更好地在实际工作中运用。

2018 年至今，医院领导多次督促财务部加强学习，在平时工作中也加强对财务部人员的工作指导，通过日常的工作检查及时向他们传达工作要求及方法。财务部也坚持执行会计人员继续再教育的规定，参加每年的专业会计培训。同时，医院领导也鼓励会计人员根据自身不同的学历层次和岗位需求，继续进行在职专业学习。自 2018 年以来，在医院领导的鼓励下，财务部有 2 人通过了高级会计师资格考试，3 人通过了中级会计师资格考试，2 人通过了初级会计师资格考试，3 人通过了在职硕士研究生考试。通过学习，不断充实财务部的专业人员储备，提高业务能力和综合素质，整个科室形成了良好的学习氛围。

六、完善财务部的财会制度、管理办法，使管理更加规范

2018 年医院迎接了市大型医院巡查，针对检查过程中存在的问题，如报销事由种类多、资料手续不齐、审批签字流程较混乱等，医院领导要求财务部结合实际情况，制定《经费报销及审批流程管理补充规定》，从报销范围、审批流程、报销手续等多个方面进行规范，上报院长办公会讨论通过后在全院施行。目前，医院报销事项流程清晰，手续齐全，报销合法合规，总体上取得了很好的效果。

针对财务部门诊窗口、急诊窗口、住院窗口的人员经常出现与病人言语冲突、丢失作废票据、违反劳动纪律等情况，导致财务部窗口的投诉率高、病人满意度低，财务部积极想办法、出对策，制定了《财务部收费窗口综合考核细则》，对整个窗口部门人员从着装、语言、态度等方面进行了提高素养的规范培训，在实际工作中严格执行该细则，并联合主责办共同监督。目前财务部窗口的满意度得到极大提高，在为病人创造良好就医环境的同

时，也改善了医院的服务形象。在国家卫健委发布的 2019 年度国家三级公立医院满意度排名中，住院病人满意度排名全省第二，门诊病人满意度排名全省第七。

七、做好会计服务工作，实行会计前台制，控制风险

2019 年 4 月，为方便临床工作人员报销，该县级医院实行了会计前台制。以往报销需要报销人员往返去找各领导签字，实行会计前台制后，报销人员只需要提供经费报销需要的资料到财务部，审核人确认事项即可报销，这在增加工作效率的同时，也提高了医院职工的满意度。同时，要求财务部严格审核医院的所有支出事项，对于不符合医院财务支出相关管理规定的事项，坚持原则，坚决不予报销，确保支出事项合理、合法、合规。在迎接上级部门检查、事务所审计、纪检巡查等过程中，未出现违规支出情况，医院财务管理更加规范。

八、积极做好预算工作，保证医院正常运转

财务部是预算的牵头科室和常设办公点。2018 年以来，积极协调各部门进行预算编制，并按照医院要求定期对预算进行分析和调整，通过对收支活动的预算情况进行分析，运用图文结合方式呈现预算分析报告，准确直观地提出存在的问题，分析问题产生的原因，为医院的管理提供参考依据，在年终对预算进行分析总结，针对预算执行过程中存在的问题进行通报，并作为下年预算编制依据。在预算管理过程中，该县级医院始终贯彻收支平衡、略有结余的原则，在医院财务力所能及的情况下，最大限度地满足医院扩大规模、不断发展的要求，集中财力优先保障职工

待遇增长、职工福利落实，保障医院建设项目顺利实施以及医疗设备及时更新、维护，助推医院高效、高质量可持续发展。

九、医院财务分析

该县级医院财务部在四川大学华西医院外派总会计师的带领下，打破原有管理模式，创新性地就每月财务运营情况进行客观深入剖析，以医院财务相关报表为基础，以准确、充分的财务数据、统计数据和其他资料为依据，从实际出发，采用一定的技术方法，对医院的经营状况和经营成果进行评价和剖析，正确总结经验和教训，找出每月医院的薄弱环节和关键性问题，并提出改进意见，为院长及总会计师提供了医院管理的决策依据。

第三节　本章小结

构建现代化医院管理体制，完善医院财务管理制度，确保医院运营的高效率、高效益，是医院财务工作者义不容辞的责任。2017 年至今，该县级医院积极完成每年财务报表审计工作，积极配合做好市大型医院巡查，以查促改，针对问题及时采取有效举措，加强医院预算管理和内控管理机制体制建设，通过不懈努力，财务管理工作取得了明显成效。在四川大学华西医院与该县级医院的医联体建设中，通过借鉴四川大学华西医院的精细化运营管理理念，在华西文化的影响下，该县级医院财务部工作人员团结一致，奋力拼搏，积极主动创新，充分发挥个人和集体优势，为病人和医务人员提供周到、温馨的服务，从细节做起，提升服务技能和管理水平，助推医院可持续发展。

（余秀君　蒋欣）

参考资料

［1］余秀君. 日间病房运营管理［M］. 成都：四川大学出版社，2014.

［2］余秀君，何竞. 颅脑外伤社区康复［M］. 成都：四川大学出版社，2014.

［3］何成奇，余秀君，何红晨. 康复医学科管理指南［M］. 北京：人民军医出版社，2009.

［4］余秀君，蒋欣. 医联体建设引领下的县级医院精细化运营管理［M］. 成都：四川大学出版社，2020.

［5］黄为球. 论公立医院廉政文化建设的实践与创新［J］. 办公室业务，2019（24）：95，104.

［6］赵菁，陈清江，李中琳，等. 浅谈医学人文教育在医院文化建设中的重要性［J］. 中国医学伦理学，2016，29（5）：911－913.

［7］丁胜，徐德武. 加强临床重点专科建设，促进医院可持续发展［J］. 江苏卫生事业管理，2011，22（5）：32－34.

［8］李晓丽，王海涛. 论重点学科建设与医院发展［J］. 中国科技纵横，2013（9）：242.

［9］黄小辉，薛丽，徐宏慧. 浅谈学科建设在医院发展中的

作用 [J]. 当代医学，2008，14（23）：31－32.

[10] 臧建秋. 医院加强创新型人才培养的意义及举措 [J]. 中华医学科研管理杂志，2002，15（2）：127－128.

[11] 李欣芹，任远，邓泽虎. 新医改形势下区县级公立医院人才培养机制研究与实践 [J]. 现代医药卫生，2018，34（24）：3874－3876.

[12] 刘小洲，黄桂新，张武军，等. 现代医院管理制度下的医院信息化建设推进机制探讨 [J]. 现代医院，2018，18（3）：368－371.

[13] 洪丹. 基于医院信息系统范围管理的研究与实践 [J]. 基础医学与临床，2015，35（11）：1586－1590.

[14] 何晓宇，杨缪，高彩兰. 公立医院全面预算管理共性问题与改进措施 [J]. 中国医院，2019，23（8）：69－71.

[15] 孙磊，赵裴. 政府会计制度下公立医院预算管理体系构建 [J]. 卫生经济研究，2019，36（2）：63－65.

[16] 栾梅. 关于公立医院全面预算管理的几点思考 [J]. 企业改革与管理，2017（10）：147.

[17] 高彩兰. 公立医院财务管理现状及对策探讨 [J]. 医院管理论坛，2017，34（2）：48－49.